처방의 새로운 이해

- 漢方敎室 -

漢方教室

변성희

1962년 대구 출생, 1988년 대구한의과대학(현 경산대학교 한의과대학) 졸업, 1990년 경희대학교 대학원 한의학석사학위 취득, 1994년 경산대학교 대학원 한의학박사학위 취득, 1997년 경산대학교 한의과대학 조교수(현), 제한동의학술원 전임연구원(현). 역서 『국역·중의약관리』(영림사), 『한방의 특질』(전파과학사), 『한방의 제문제』(전파과학사), 『한방약의 약능과 약리』(전파과학사). 논문 「V79 배양세포에 있어 인삼추출물이 DNA 복제 및 회복 합성에 미치는 분자생물학적 연구」외 다수.

김상찬

1964년 경북 출생, 1989년 대구한의과대학(현 경산대학교 한의과대학) 졸업, 1991년 경산대학교 대학원 한의학석사학위 취득, 1997년 경산대학교 대학원 한의학박사학위 취득, 2000년 경산대학교 한의과대학 조교수(현). 역서 『상한론 처방과 약증』(법인문화사), 『한방약의 약능과 약리』(전파과학사), 『한약임상요결』(경산대학교 출판부). 논문 「종양의 치법에 관한 실험적 연구」외 다수.

처방의 새로운 이해

- 漢方敎室

아메미야 슈-지 지음

(近畿大學 東洋醫學硏究所 講師)

변성희 · 김상찬 옮김

전파과학사

추천의 말

─『처방의 새로운 이해』발간에 즈음하여─

近畿大學 東洋醫學硏究所 敎授

온다 히로마사(遠田裕政)

이번에 「처방의 새로운 이해」가 아메미야 슈-지(雨宮修二) 강사의 저작으로서 발간되었는데, 이것은 정말로 기쁜 일이며, 이 전문분야에 있어서 하나의 큰 충격이 될 것이라고 생각합니다.

생각해 보면 제가 한방공부를 시작한 것이 약 37년 전의 일이고, 「한방의 근대화」를 라이프 워크로 정하고, 그 연구에 몰두하기 시작한 것이 약 27년 전이었습니다. 그리고 긴끼(近畿) 대학 동양의학 연구소에 부임한 지는 이미 약 15년의 세월이 흘렀고 「한방연구」라는 지상(誌上)에 '근대한방입문'을 쓰기 시작한 지, 약 13년 반이 지났습니다.

그리고 최근에야 겨우 「근대한방입문」의 총론에 이어서 각론도 탈고(脫稿)할 수 있었습니다. 그래서 이것을 단행본으로 만들면, 그것은 종래의 한방해설서와는 전혀 다른 형식의 것이고, 앞으로의 한방, 즉 「근대한방」의 기준서가 될 것이라고 믿고 있지만, 그것만으로는 종래의 사람들에게는 친숙해지기 어렵고 약간 난해한 것이 될 것이라고 생각됩니다. 그런 까닭에 좀더 평이하고 간명직절(簡明直截)한 것을 또 집필할 필요가 있다고 생각하고 있었습니다.

이 시기에 다행히 신흥의학출판사에서 쉬운 한방 교과서를 쓰는 것에 대한 의뢰가 있었기 때문에 아메미야 강사와 상담하여 공저(共著)의 형식으로 하게 되었습니다. 그후 아메미야 강사는 대단한 진력으로 정말로 간결하고 요긴한 「근대한방」 교과서를 완성시켰습니다.

아메미야 강사는 약 11년 전 우리교실의 의국원(醫局員)이 되어, 매우 열심히 「근대한방」을 연구해 준 인물이고 「파란색은 쪽에서 나왔으나 쪽빛보다 파랗다(靑出於藍)」는 속담과 같은 제자(弟子)이며, 또 앞으로 더욱 기대되는 후계자이기도 합니다. 그러한 사람이 난해한 「근대한방입문」의 요(要)를 취하고, 불필요한 것을 버리고, 정말로 간단명료하고 평이한 「근대한방」 교과서를 저술해 준 것입니다. 한번 읽어보니 제가 추가해야 할 것은 아무것도 없고 대단히 만족스럽게 되어 있는 것을 알았기 때문에 공저(共著)라는 형식이 아닌 추천의 말을 보내는 형식으로 한 것입니다.

이 책을 읽음에 따라 독자는 「근대한방」의 윤곽을 알 수 있고, 또 그 하나의 새로운 전개를 느낄 수 있을 것입니다.

마음속 깊이 기쁨과 긍지를 가지고, 이 책을 널리 강호(江湖)에 추천하는 바입니다.

1997년 7월
오오사카(大阪) 사야마시(狹山市)의 누옥(陋屋)에서

처음에

한방을 전문(專門)으로 행하게 되고 나서 어언 10년이 됩니다. 그 이전에는 순환기(循環器)를 전공하였습니다. 한방에 이끌린 것은 현대의학에는 희박한, 생체(生體)를 전체(全體)로서 받아들이는 시점을 가지고 있었기 때문입니다. 한방은 매우 오래된 의학이지만, 이 점에 있어서는 가장 새로운 의학이라고 생각합니다. 그것은 단순히 새로움에 가치가 있다는 것이 아니라, 전체적 관점인 한방의 특징이 현대의학에서는 가장 부족한 점이라는 이유 때문입니다.

생체를 전체로서 받아들이는 의학은 세계 각지에 있었습니다. 그러나 현대까지 살아남아 있는 의료체계는 매우 적은 것 같습니다. 다행히 일본에서는 메이지(明治) 초 이래의 대탄압에도 불구하고 많은 선인들의 노력에 의해 현재까지 한방의 치료술이 계승되고 있습니다. 그뿐만 아니라 점점 더 많은 사람들의 신뢰를 얻게 된 것은 정말로 대단한 것이라고 생각합니다.

서점의 한방코너에는 이미 한방의학의 입문서(入門書), 전문서(專門書)가 넘치고 있습니다. 그런 가운데, 새로이 한방 입문서를 쓰는 것은 매우 용기가 필요한 것이었습니다. 그러나 근대적 합리적인 입장에서 쓰여진 유서(類書)는 의외로 적어서, 여기에 새로이 일서(一書)를 상재(上梓)하는 것도 가치가 있을 것이라고 생각해 왔습니다. 이 책은 종래의 책과 중복을 가능한 한 피하고, 새로운 근대적인 시점에 서서 쓰려고 노력해 왔습니다. 따라서 나쁜 의미에서의 전통적인 설명은 최소한에 머물고, 새로운 사고방식을 많이 거론하고 있습니다.

　전체는 크게 나누어 3부(部)로 분류하고 있습니다. 맨 처음은 총론(總論)으로 한방전체에 대한 사고방식과 이론입니다. 다음이 증례집(症例集)으로 필자가 실제로 경험한 증례에 대해서 보고되어 있습니다. 마지막이 처방집(處方集)으로, 각 약방에 대한 설명입니다. 어느 부분부터 읽어도 상관없습니다만, 총론은 약간 어려울지도 모릅니다. 통독(通讀)하는 것이 어려우면 증례집부터 읽어도 좋습니다. 마지막 처방집은 당연히 통독하기보다도, 사전적(辭典的)으로 사용해야 할 부분입니다.

　이 책이 조금이라도 스테레오타입(stereotype)[1]을 벗어나, 읽어서 즐거운 한방 입문서가 된다면 다행이겠습니다.

1997년 3월

아메미야 슈-지

---

1. 연판(鉛版), 상투적인 문구, 상투적인 수단, 평범한 생각. (역자)

차례

증례집 47

주 : 처방론에서는 각각의 처방에 따라 1. 구성식, 2. 구조식, 3. 기본목
표, 4. 용량, 5. 탕(湯)의 생약구성과 기본성격, 6. 응용, 7. 비고를
기술하고 있는데 *를 붙인 것에 관해서는 5, 6, 7을 생략했습니다.

총 론

▷인상에 남는 증례에서

한방약이 효과가 있는 것은 경증(輕症)의 만성병(慢性病)이라고만 생각하고 있는 사람이 많이 있습니다만, 결코 그렇지는 않습니다. 수년 전에 경험한 매우 인상깊은 증례에 관해서 먼저 말씀드리겠습니다.

H씨(54세, 남성)는 의식이 없는 상태에서 우리 병원에 반송(搬送)되어 왔습니다. H씨는 간경변(肝硬變)[2]으로 과거에 4번의 식도정맥류 파열을 일으켰습니다.

이번에는 복수(腹水)[3]가 차기 시작하여, 다른 병원에서 이뇨제를 투여받고 있었지만 개선돼지 않았습니다. 이전부터 본인이 한방치료를 받고 싶다고 말을 했으므로, 본인은 의식이 없는 상태였지만, 가족의 신청으로 우리 병원으로 옮기게 되었습니다.

입원시 복부(腹部)는 개구리처럼 부풀어올라 있었고 배꼽 헤르니아(hernia) 때문에 출제(出臍)처럼 되어 있었습니다.

혈액검사에서는 빌리루빈(billirubin)과 암모니아가 상승하여 간부전(肝不全)의 소견(所見)이었습니다. 입원한 다음날에는 수액(輸液) 탓인지 의식레벨이 회복되어, 경구섭취가 가능해졌기 때문에 한방약의 복용을 개시하였습니다.

우선, 제일 먼저 인진오령산(茵蔯五苓散)[4]을 전제(煎劑)[5]로

---

2. 문자 그대로 간장(肝臟)이 굳어서, 기능저하를 초래하는 병. 만성 간염이나 알코올성 간염으로부터 이행(移行)하고 종종 식도정맥류 파열 등의 합병증을 일으킨다. 간암이 되기 쉽다.
3. 복막염과 간경변 등 때문에 복강내에 액체가 저류(貯留)되어 있는 상태.
4. 인진호(茵蔯蒿), 택사(澤瀉), 백출(白朮), 계지(桂枝), 복령(茯苓), 저령(猪苓)의 6미(味)로 이루어지는 약방(藥方).
5. 한방약의 제형(劑型)의 하나로, 생약을 달여서 추출된 유효성분을 복용하는 것을 말한다. 한방약에는 그 외에 산제(散劑), 환약(丸藥), 엑기스제 등

통상의 2배량을 투여했지만, 요량(尿量)이 약간 늘어나는 정도 였으며, 복수(復水)는 줄어들기는커녕, 더욱 증가하는 상태였 습니다.

환자는 배의 물을 빼고 편하게 해달라고 호소하고, 또 스탭 내에서도 치료방침이 대립하여 매우 괴로운 시기였습니다. 그 래서 혈관확보6를 하여 만일의 사태에 대비하면서, 어쨌든 1주 일 정도 더 한방약을 시도해 보기로 하였습니다.

이때, 복부는 긴만(緊滿)해 있었지만 하퇴(下腿)에 부종은 없었고 맥(脈)은 가라앉아서 가늘고 힘이 없는 맥(脈)이고 혈 압도 낮았습니다. 그래서 약방을 복령사역탕가백출(茯苓四逆湯 加白朮)7로 변경하였습니다.

전방후(轉方後), 요량이 서서히 증가하기 시작하고 동시에 복수(復水)도 줄어들었습니다. 약 1개월 후에는 최대 101.5cm 였던 복위(腹圍)가 79.0cm가 되었습니다.

자각증상도 눈에 띄게 개선되어, 무단으로 외래식당에 가서, 주치의를 난처하게 할 정도가 되었습니다. 환자본인과 가족도 매우 기뻐하였으며, 스탭에게도 서양의학의 상식으로는 생각하 기 어려운 놀랄만한 변화였습니다.

▷한방의 특색

H씨의 예(例)는 여러 가지를 말해 주고 있습니다. 먼저, 한

이 있다.
6. 정맥내에 관(管)을 유치(留置)해 두는 것. 긴급시 약제를 곧바로 투여할 수 있으므로 대처(對處)하기 쉬워진다.
7. 부자(附子), 인삼(人蔘), 복령(茯苓), 감초(甘草), 건강(乾薑), 백출(白朮) 의 6미(味)로 이루어지는 약방(藥方).

방은 경증의 만성병에만 사용할 수 있는 것은 아니라는 점입니다. H씨는 서양의학적으로 보아도 매우 중증(重症)이고 긴급한 처치가 필요한 상태였습니다. 그러나 한방약에 의해 궁지(窮地)를 벗어날 수 있었습니다. H씨의 예(例)뿐만 아니라 우리들은 이와 같은 중증의 예를 많이 경험하고 있습니다.

다음으로, 한방의 진찰방법과 사고방식은 서양의학의 그것과 매우 다르다는 점입니다. 앞의 예에서 복령사역탕가백출(茯苓四逆湯加白朮)로 전방(轉方)한 판단기준의 하나는 맥(脈)의 상태였습니다. 일반적으로 한방의 진찰에서는 맥의 상태를 중요시하고 있고, 맥의 상태를 기술하는 용어가 실로 많이 있습니다. 부(浮), 침(沈), 완(緩), 긴(緊), 삭(數), 촉(促), 현(弦), 활(滑), 색(嗇), 세(細), 홍(洪), 대(大), 소(小) 등등. 이런 여러 가지 상태를 구별하는 것이 맥(脈)을 보는 것만으로 도대체 가능한지 의심스럽지만 맥의 상태를 중시하고 있는 것만은 사실입니다. [에스키모인의 언어에는 눈(雪)을 나타내는 말이 7가지나 있다고 합니다]

또 하나의 특수한 진찰법은 복진(腹診)입니다. H씨의 경우에는 복수(腹水) 때문에 복신을 충분히 할 수 없었지만, 배에 손을 대어 복력의 강약, 압통점의 유무, 복직근의 긴장 정도 등 여러 가지 정보를 얻습니다. 이것은 서양의학에는 없는 진찰법입니다. 진찰법에 대해서는 나중에 자세히 기술하겠습니다.

세번째로 한방약제는 자연물질을 사용하고 있는 점입니다. H씨의 예에서 사용된 인진오령산(茵蔯五苓散)도 복령사역탕(茯苓四逆湯)도 각주(脚注)에 쓴 대로 생약을 복수(複數) 편성한 약방(藥方)입니다. 서양의학의 약(藥)도 옛날에는 자연물에서 출발한 것이지만, 현재는 대부분이 화학적, 생화학적으로 합성되어 있습니다. 이 점도 큰 차이가 있습니다.

H씨의 증례는 여러 가지를 이야기하고 있는데, 가장 중요한

것은 무엇일까요? 다음으로 그것을 생각해 보겠습니다.

▷한방의 현대적 의의

현대에 있어서 굳이 오래된 의학인 한방을 행하는 의의(意義)는 어디에 있을까요? 의료의 역사를 더듬어보면, 아마 최초의 의료형태는 주문(呪文)과 주술(呪術)이 구별되지 않는 것이었을 겁니다. 지금도 주술적인 의료밖에 없는 지역도 존재하고 있을 것입니다. 그러나 아무리 오래된 의료형태라고 해도 주술적인 의료에, 인류학적 의미 이상의 현대적 의미가 있는 것은 아닙니다.

「처음에」에서 생체를 전체로서 받아들이는 의학은 세계각지에 있었던 것이고, 한방도 그 하나라고 기술하였습니다. 유명한 것으로는 서구의 히포크라테스 의학, 인도의 아유르베다 의학 등이 있는데, 생체를 전체로서 받아들이는 점에서는 한방과 같습니다. 히포크라테스 의학은 그후, 세포병리학8과 세균학에 입각한 현대의학으로 변하고, 현대에는 거의 계승되지 않았습니다. 아유르베다 의학의 그후는 필자의 전공이 아니기 때문에 잘 모르겠습니다. 일본의 한방은 메이지(明治) 이래 말살되기 시작했음에도 불구하고 현재까지 존속하고 일반의 지지(支持)를 받고 있습니다. 이렇게 일반의 지지(支持)가 계속되고 있는 것은 까닭이 있다고 생각합니다.

현재 일본을 포함한 세계의 주류의학은 서구에서 태어난 세

---

8. 1855년 독일의 병리학자 루돌프·피르호는 세포병리학을 제창했다. 모든 병에 대해서 세포를 단위로 생각하는 그의 질병관은 근대의학의 기초가 되고 있다.

포병리학과 세균학의 직계자손이라고 할 수 있습니다. 기본적으로 생체는 세포의 모임이라고 생각합니다. '병(病)이란 무엇인가'라는 문제는 매우 어려운 문제이지만, 통상적으로는 세포와의 균형으로 생각합니다.

예를 들면 감기란 상기도(上氣道)에 감기 바이러스가 침입한 결과, 상기도 세포가 염증을 일으킨 상태라고 생각합니다. 그러나 실제는 그렇게 단순하지 않습니다. 감기 바이러스가 침입해도 감기에 걸리지 않는 사람이 있습니다. 또 감기에 걸려도 곧 낫는 사람이 있는 반면, 폐렴으로까지 진전하는 사람도 있습니다. 이와 같은 차이는 세포의 레벨을 넘어서 개체의 레벨로 생각하지 않으면 설명이 되지 않는 문제입니다.

사물의 본질은 양면을 지니고 있습니다. 세포, 물질 그리고 유전자와 작은 것, 더 작은 것으로 들어가서 밝혀내 가는 것은 사물을 이해하는 기본이지만, 보다 큰 방향에서 생각하지 않으면 이해되지 않는 것이 나오는 것은 생물(生物)이라는 고도(高度)로 조직화된 존재의 특징 때문일 것입니다.

현대의 의학은 걸핏하면 이 점을 잊어버리는 경우가 많습니다. 외과수술의 과도(過度), 항암제의 과용(過用), 생각지노 못한 약의 부작용 등 현재 의료문제의 대부분은 이 점에 원인이 있습니다.

그러나 한방은 다릅니다. 세포의 개념도 없었던 옛날에 탄생된 의학인 까닭에 생체를 전체로서 받아들이는 특색——전체치료 의학——을 짙게 남기고 있습니다.

이 특색이야말로 현대에 필요한 특색입니다. 역(逆)으로 이 특색을 잊어버리면 굳이 현재에 있어서 한방을 하는 의미는 없다고 말할 수 있습니다.

한방 전문가에게 지금 요구되고 있는 것은, **전체치료 의학이라는 특색을 보존하고 유지하면서 한방을 보다 합리적이고 과**

학적인 이론으로 바꾸어 가는 것이라고 생각합니다. 생체를 전체로서 받아들이는 것은 가장 새로운 과학적 접근이기 때문입니다.

▷한방의 진찰

전통적으로 한방의 진찰은 사진(四診), 즉 망(望), 문(問), 문(聞), 절(切)로 분류되어 왔습니다.

서양의학과 비교하여 말하면 망진(望診)은 시진(視診), 문진(問診)은 문진(問診), 문진(聞診)은 청진(聽診), 절진(切診)은 촉진(觸診)과 거의 같습니다.

다른 말을 사용하고 있어도 내용이 그만큼 다르지 않은 망진(望診)과 문진(聞診)에 대해서는 더 이상 언급하지 않겠습니다. 여기에서는 문진(問診), 그리고 촉진(觸診) 중 한방특유의 맥진(脈診)과 복진(腹診)에 대해서만 설명하겠습니다.

▶문진(問診)

한방의 문진(問診)은 서양의학의 문진과 조금 차이가 있습니다. 그림 1에 긴끼대학 동양의학 연구소에서 사용하고 있는 카르테9(karte)와 문진(問診)용지를 나타내었습니다.

변(便)과 요(尿)의 횟수와 성상(性狀), 수면, 식욕, 구갈(口渴), 발한(發汗), 침한(寢汗), 이명(耳鳴)과 구토, 현기증과 입현(立眩 : 일어섰을 때 어지러움)의 유무(有無), 냉성(冷性)인

---

9. 진료기록카드 (역자)

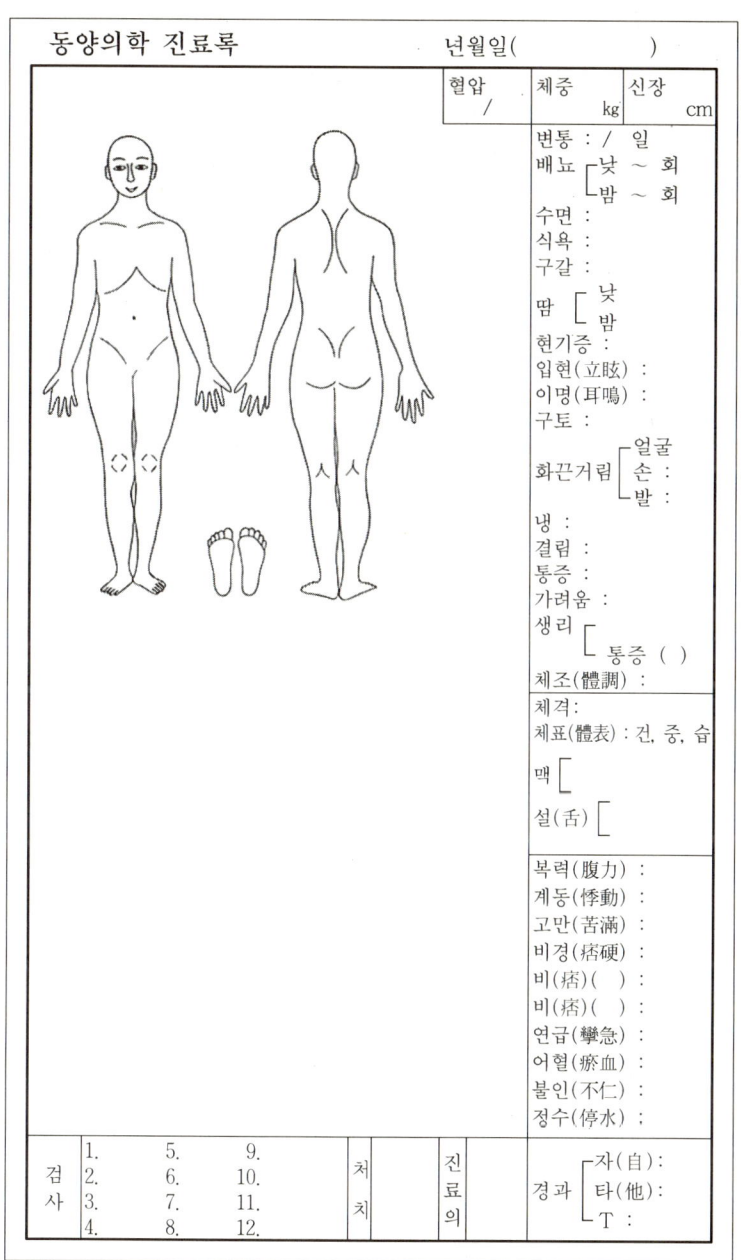

동양의학 진료록		년월일( )		

그림 1 카르테와 문진용지(問診用紙)

지 아닌지, 얼굴 상기증은 있는지, 통증, 어깨결림, 여성은 생리가 순조로운지, 불순한지, 수반(隨伴)증상의 유무(有無) 등도 자세히 묻습니다. 이러한 것은 이들 정보에 의해, 사용될 약이 어느 정도 결정되기 때문입니다.

▶맥진(脈診)

한방은 혈액검사도 뢴트겐 검사도 없는 시대에 태어나 발전한 의료이므로, 그만큼 진찰법은 아주 상세합니다. 특히, 맥(脈)은 중국에서는 중요시 여겨지고 있으며, 실제로 자세하게 관찰하고 있습니다. 상한론(傷寒論)에는 맥(脈)의 성상(性狀)을 나타내는 27개의 술어(述語)가 있습니다.

부(浮), 침(沈), 완(緩), 긴(緊), 삭(數), 지(遲), 미(微), 약(弱), 촉(促), 현(弦), 활(滑), 색(嗇), 결(結), 동(動), 세(細), 실(實), 허(虛), 정(停), 궐(厥), 질(疾), 홍(洪), 대(大), 소(小), 공(孔), 대(代), 장(長), 단(短).

과연 이 정도의 상태를 촉진(觸診)으로만 판별할 수 있을지는 의문이지만, 맥(脈)의 상태를 중시했던 것만은 확실합니다.

서양의학에서 맥박수와 부정맥의 유무(有無)밖에 보지 않는 것과 대조적입니다. 맥(脈)은 체내의 수분동태(水分動態)를 보는 데에는 좋은 지표가 될 수 있지만, 너무 세세(細細)한 분류는 그 유용성을 해치므로 우리병원에서는 다음과 같이 간략한 분류를 행하고 있습니다.

성상(性狀) : 부(浮), 침(沈)
굵기 : 태(太), 중(中), 세(細)
강도 : 강(强), 약(弱)
빈도(頻度) : 수(數)/분(分)
진찰법은 환자의 요골동맥(橈骨動脈)에 검지, 중지(中指),

약지(藥指)의 세 손가락을 살짝 닿게 합니다. 곧바로 박동을 느끼는 뜨는 맥(脈)인지, 소재(所在)조차 알기 어려운 가라앉은 맥(脈)인지를 먼저 판단합니다.

중간상태는 「약간」을 붙여서 「약간 부(浮)」 「약간 침(沈)」과 같이 표현합니다. 다음으로 요골동맥의 굵기가 굵은지 가는지를 보고, 중간상태이면 「중(中)」이라고 표현합니다.

마지막으로 중추측(中樞側) 손가락에 조금 힘을 넣어, 말초측(末梢側) 손가락에 어느 정도 박동을 느끼는가에 따라서 맥(脈)의 강도를 판단합니다.

이런 종류의 진찰은 객관성은 조금 부족하지만 손쉽게 행할 수 있는 이점(利點)이 있고, 허실(虛實)[10]의 판단에 도움이 됩니다.

▶복진(腹診)

복진(腹診)은 일본에서 독자적으로 발달한 진찰법입니다. 화가 난다(腹立), 배벌레(腹蟲), 옆구리(한쪽배)가 아프다, 배를 묶다(최악의 사태를 각오하고 결심하다), 배를 안다(크게 웃다) 등등 일본어에서는 배(腹)가 붙는 말이 많습니다.

중국에 있어서의 맥(脈)과 같이 일본에서는 배의 상태를 매우 중시하였습니다. 그 결과 중국에는 없는 복진(腹診)이라는 진찰법을 발명하기에 이르렀던 것입니다[문헌1].

환자는 진찰대에 다리를 뻗고 바로 누워서, 복부만을 내보입니다. 진찰자는 환자의 우측에 앉아서, 오른손(왼손으로 보는 경우는 좌측으로 앉는다)으로 가볍게 배를 누르고, 복벽의 경연(硬軟), 경결(硬結)과 압통점의 유무, 지각 둔마(鈍麻)의 유무, 장(腸)의 연동항진(蠕動亢進)의 유무 등을 봅니다. 아래에

---

10. 후술(後術) : 상한론의 음양과 허실

대표적인 복증(腹証)을 열거하며 설명하겠습니다.

▷ 복력(腹力)

복진(腹診)에서 가장 중요한 항목입니다. 복부(腹部)에 손을 대었을 때, 긴장(緊張)이 있고, 가볍게 누르면 탄력이 있는 것은 실증(實証)의 증거(證據)입니다.

한편, 긴장(緊張)이 없고 탄력도 부족한 것은 허증(虛証)의 복증(腹証)입니다. 실제로 진찰해 보면, 팽팽한 배에서 흐늘흐늘한 배까지 천차만별입니다.

▷ 흉협고만(胸脇苦滿)

계륵부(季肋部)에 충만감(充滿感)이 있고, 늑골궁하(肋骨弓下)를 손가락으로 밀어 올리면 저항이 있고, 환자는 압통을 느끼는 것으로, 시호제(柴胡劑)의 적응을 생각하게 하는 징후입니다.

▷ 심하비경(心下痞硬)

심와부(心窩部:명치)가 막히는 느낌이 들고(――심하비:心下痞), 누르면 딱딱해져 있는 것(――심하비경:心下痞硬)으로, 사심탕(瀉心湯)류11와 시호탕(柴胡湯)류12의 적응(適應)을 시사(示唆)하는 징후입니다.

▷ 동계(動悸)

복부(腹部)의 동계(動悸)는 항진(亢進)된 복부대동맥의 박

---

11. 반하사심탕(半夏瀉心湯), 감초사심탕(甘草瀉心湯), 생강사심탕(生薑瀉心湯), 삼황사심탕(三黃瀉心湯), 대황황련사심탕(大黃黃連瀉心湯) 등 황련(黃連), 황금(黃芩), 대황(大黃)을 포함하는 탕군(湯群).
12. 소시호탕(小柴胡湯), 대시호탕(大柴胡湯), 시호계지건강탕(柴胡桂枝乾薑湯) 등 기본적으로는 시호(柴胡)와 황금(黃芩)을 포함하는 탕군(湯群).

동이 전달된 것입니다. 부위에 따라 몇 개로 분류됩니다. 즉 심하계[心下悸 : 심와부(心窩部)의 동계], 제상동[臍上動 : 배꼽 상부(上部)의 동계], 제하계[臍下悸 : 배꼽 하부(下部)의 동계] 등으로, 심하계(心下悸)는 영계출감탕(苓桂朮甘湯)13 등을 제하계(臍下悸)는 영계감조탕(苓桂甘棗湯)14 등을 시사(示唆)하고 있습니다.

▷ 진수음(振水音)

위내정수(胃內停水)라고도 합니다. 손가락으로 심와부(心窩部)를 두드리면, 위부(胃部)에서 출렁출렁 거리는 진수음(振水音)을 들을 수 있습니다.

▷ 연급(攣急)

복직근(腹直筋)의 긴장상태를 말하는 것으로, 소건중탕(小建中湯)15의 적응(適應)입니다. 하복부(下腹部)에 국한(局限)된 것은 소복현급(小腹弦急)이라 불려집니다.

▷ 제하불인(臍下不仁)

제하부(臍下部)를 누르면 공허(空虛)하고, 흐늘흐늘한 감(感)이 있으며, 지각(知覺)둔마(鈍麻)가 있습니다. 소복불인(小腹不仁)이라고도 불려집니다.

팔미환(八味丸)16 등이 적합한 징후입니다.

---

13. 복령(茯苓), 계지(桂枝), 백출(白朮), 감초(甘草)로 이루어지는 약방(藥方).
14. 복령(茯苓), 계지(桂枝), 감초(甘草), 대조(大棗)로 이루어지는 약방(藥方).
15. 계지(桂枝), 감초(甘草), 작약(芍藥), 대조(大棗), 생강(生薑), 교이(膠飴)로 이루어지는 약방(藥方).
16. 택사(澤瀉), 부자(附子), 계지(桂枝), 산수유(山茱萸), 산약(山藥), 복령(茯苓), 목단피(牧丹皮), 지황(地黃)의 팔미(八味)로 이루어지는 약방(藥

▷어혈(瘀血)의 압통점(壓痛點)

제주위(臍周圍)와 하복부에 압통점과 경결(硬結)이 만져지
는 일이 있습니다. 특히 여성에게 많은데, 오래된 피가 정체된
것이라고 생각됩니다. 그 본체는 불명(不明)하지만, 구어혈제
(驅瘀血劑)[17]라고 일컬어지는 일군(一群)의 약방(藥方)을 사
용하면 좋은 병태(病態)입니다. 이것은 종종 볼 수 있습니다.

이외에도 세세한 복증소견(腹証所見)이 있습니다만, 여기에
서는 생략하겠습니다.

▷한방의 사고방식

'병(病)이란 무엇인가'라는 것은 매우 어려운 문제입니다. 예
를 들어 건강하지 않은 것이라고 대답한다고 합시다. 그러면
건강이란 무엇인가라고 되물으면 아프지 않는 것이라고 대답
하지 않을 수 없고, 그러면 대답이 되지 않는다는 것을 곧바로
알 수 있습니다.

병은 악마가 붙은 상태라고 생각하는 사람들은, 병에 걸리면
마귀를 쫓는 기도사(祈禱士)에게 의뢰할 것이고, 병은 유전자
(遺傳子)에 의해 일어난다고 믿는 사람들은 유전자 치료를 요
구할 것입니다.

병을 어떻게 받아들이는가에 따라서 치료방법도 바뀝니다.
보통은 자명(自明)한 문제로서 그다지 깊이 생각하지 않지만,
사실은 매우 중요한 것입니다.

方).
17. 도인(桃仁), 목단피(牧丹皮), 당귀(當歸), 천궁(川芎) 등의 생약을 포함
하는 약방(藥方). 계지복령환(桂枝茯苓丸), 도핵승기탕(桃核承氣湯), 당귀
작약산(當歸芍藥散) 등.

「세포병리학」에 기초를 두는 현대 서양의학에서는 세포, 물질 그리고 유전자 레벨까지 마이크로(micro)의 세계로 내려가면서 병의 원인을 찾으려고 합니다. 병을 일으키는 여러 가지 세균과 바이러스를 발견하고 치료법을 개발하고 있습니다.

최근의 유전자병 해명(解明)처럼, 의학의 진보(進步)는 이 세포병리학의 접근(接近) 없이는 생각할 수 없습니다. 그러나 그 반면, 치료의 현장에 있어서는 생각지도 못한 신약(新藥)의 부작용, 항암제의 과잉투여에 의한 사망, 너무 많은 외과수술 등등, 병든 세포만을 보고, 살아서 괴로워하고 있는 환자를 보지 못하는 관점 때문에 일어나는 문제가 너무나도 많습니다.

이것은 단순히 의(醫)의 윤리문제가 아니라, 「세포병리학」에 바탕을 둔 현대의료가 안고 있는 근본적인 문제점인 것입니다.

한방은 세포의 개념도, 세균과 바이러스의 발견도 없었던 아득히 먼 옛날에 태어난 치료체계입니다. 따라서 병을 보는 법도 현대의학과는 매우 다릅니다. 먼저 병의 원인을 세포와 유전자라는 마이크로의 세계에서 구하지 않습니다. 개체의 레벨에서 병을 받아들이려고 합니다. 「세포병리학」에 대해서 「개체병리학(個體病理學)」[18]이라고 할 수 있는 사고방식입니다. 개체 레벨에서 생각하기 때문에, 인간의 몸을 단순한 세포의 모임이라고 생각하는 「세포병리학」에 기인한 문제는 일어날 수 없습니다. 또 깊이 생각하면, 생물(生物)이란 것이 물질(物質) → 세포(細胞) → 기관(器官) → 개체(個體)로 레벨이 통합되면서 올라온 것으로, 보다 하위(下位) 레벨에서는 설명할 수 없는 새로운 성질이 생기는 이상한 존재입니다.

이러한 것도 염두에 두고 생각하면, 한방이 갖는 「개체 병리학」의 시점(視點)은 생물의 성질에 따른 것이고, 또 현재 가장 필요한 치료의학의 사고방식이라고 생각합니다.

---

18. 다음 장(章) 참조.

▷개체 병리학

한방의 고전(古典)인 「상한론(傷寒論)」을 읽으면 땀(汗), 변(便), 요(尿)에 관한 기술이 실로 많은 것을 알 수 있습니다. 아무래도 옛날 사람들은 병자(病者)들의 땀(汗), 변(便), 요(尿)의 상태가 건강한 사람과는 다르다는 데에 주목하고, 밖에서 관찰할 수 있는 수분인 땀(汗), 변(便), 요(尿)의 양적(量的) 질적(質的) 이상(異常)으로 병(病)과 또한 그 치료법을 생각했던 것 같습니다.

인간의 몸을 구성하는 물질 중에서 가장 많은 것은 물입니다. 대략 체중의 70%를 차지하고 있습니다. 체중의 약 50%가 세포외액(細胞外液)이고, 약 15%가 세포내액(細胞內液), 약 5%가 혈액(血液)입니다.

생체에서 가장 많은 이 물의 상태는 생체의 상태를 거시적으로 규정하고 있다고 볼 수 있습니다. 「개체 병리학」에서는 이 물의 상태에 착안(着眼)하여 생체반응의 특징을 고찰(考察)해 갑니다.

생체의 물의 출입(出入)을 생각해 보면, 자연 상태에서의 섭취는 음수(飮水)라는 한 가지 방법인데 대하여, 배출(排出)에는 발한(發汗, sweating or perspiration), 구토(嘔吐, vomiting), 설사(泄瀉, diarrhea), 이뇨(利尿, urination)가 있습니다.

구토와 설사는 위장관(胃腸管)을 통한 물의 배출이라는 점에서는 공통이므로, 물의 배출에 대해서는,

(Ⅰ) 피부를 통한 배출 - 발한(發汗)

(Ⅱ) 위장관(胃腸管)을 통한 배출 - 구토(嘔吐), 설사(泄瀉)

(Ⅲ) 신장(腎臟)을 통한 배출 - 이뇨(利尿)

의 세 가지로 분류할 수 있게 됩니다.

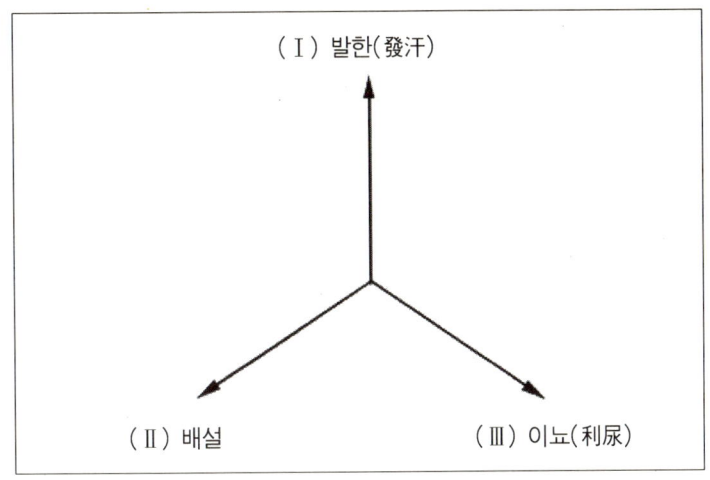

그림 2

이 각각의 생체반응을 한방반응(汗方反應), 하방반응(下方反應), [반이뇨(反利尿)도 포함하여] 화방반응(和方反應)이라 이름붙입니다. 이 3가지의 생체반응은 상호 관련되어 있습니다. 예를 들면 발한(發汗) 과다(過多)시에는 구토, 설사, 이뇨가 억제되고, 설사 과다(過多)시에는 발한, 이뇨가 억제됩니다. 이뇨(利尿) 과다(過多)시에는 발한과 구토, 설사가 억제됩니다. 이들은 생체에 적당히 수분을 유지하는 합목적적(合目的的)인 반응이고, 호메오스타시스(homeostasis)의 일부이기도 합니다.

생체(生體)는 본래 (Ⅰ)(Ⅱ)(Ⅲ)의 밸런스를 잡는 힘이 있지만, 병적(病的)상태에서는 그 힘이 충분히 작용하지 않습니다. 한방치료란 (Ⅰ)(Ⅱ)(Ⅲ) 각각의 작용이 있는 약방(藥方)을 투여함으로써, '밸런스가 잡혀져 있지 않은 상태를 원래의 밸런스가 잡혀진 상태로 되돌아가도록 생체에 작용하는 치료법'이라고도 말할 수 있습니다.

● 칼럼 1   「기(氣)」에 대해서

　한방(漢方)에는 유명한 「기(氣)」라는 개념이 있습니다. 「기(氣)」
란 경락(經絡) 속을 흐르는 에너지라고 설명되어 있습니다. 그러나
경락(經絡)은 해부학적으로 존재가 인정되지 않고 있으며, 또 「기
(氣)」는 에너지라고 말하지만, 측정하는 것도 불가능합니다. 그와 같
은 존재를 가정함에 따라, 현상(現象)의 이해가 보다 용이하게 된다
면, 그 종(種)의 개념을 사용하는 것도 장점이 있겠지만, 실제는 이
해보다 혼란의 종(種)이 되어버리는 쪽이 많은 것 같습니다.

　따라서 여기에서는 「기(氣)」라는 개념은 일절 사용하지 않습니다.
실증적(實証的), 합리적(合理的)으로 갑니다.

▷한방의 약방(藥方)

한방약은 기본적으로 복수(複數)의 생약편성으로 이루어져 있습니다. 예를 들면 계지탕(桂枝湯)은 계지(桂枝), 감초(甘草), 작약(芍藥), 대조(大棗), 생강(生薑)으로 이루어지고, 소시호탕(小柴胡湯)은 시호(柴胡), 인삼(人蔘), 감초(甘草), 반하(半夏), 황금(黃芩), 대조(大棗), 생강(生薑)으로 이루어집니다.

중국에서는 한방약의 구성생약을 익히기 위한 노래와 같은 것이 있다고 합니다만, 일본에서는 「방증상대(方証相對)」[19]를 강조하고, 또 약방(藥方)에 손대는 것을 싫어하는 고방(古方)[20]의 영향 때문인지, 구성생약을 외우는 습관이 없었습니다. 그러나 약방의 구성생약을 익히는 것은 임상적으로도 학술적으로도 매우 중요한 것입니다. 예를 들어 어느 병태(病態)에 A라는 약방도 효과가 있고, B라는 약방도 효과가 있다고 합시다. 「방증상대(方証相對)」의 사고방식으로는 이 병태(病態)는 A증(証)에도 있고, 또 B증(証)에도 있다는 것이 되고, 거기에서 더 이상 분석이 진행되지 않습니다. 그러나 구성생약으로까지 거슬러 올라가서 고찰(考察)하면, 이 경우 A, B 양탕(兩湯)에 공통적으로 존재하는 생약이 효과가 있었는지도 모릅니다. 그러므로 공통생약만 투여해도 효과가 있었을는지도 또한 모릅니다.

병태(病態)와 약방명(藥方名)의 대응을 익히는 것만으로는 응용에 효과가 없습니다. 그러나 생약구성까지 알고 있으면 지

---

19. 병태(病態)와 약방(藥方)을 엄밀하게 1대 1 대응시키는 사고방식.
20. 일본에 최초로 수입된 이주의학(李朱醫學)(——후세방)에 대해, 에도기(江戶期), 요시마스(吉益東洞) 등이 상한론(傷寒論)을 바탕으로 하여 치료할 것을 제창했다. 상한론의 처방을 중심으로 사용하고, 약미수(藥味數)가 적다.

식이 현격히 깊어지고 또한 응용에 효과가 있게 됩니다.

한방약을 사용하면 자연히 구성생약도 외워질 것이라고 생각하지만, 그렇지도 않은 것 같습니다. 상당한 베테랑 한방가(漢方家)라도 소시호탕(小柴胡湯)의 7미(味)가 술술 나오지는 않는 것 같습니다. 하물며 초심자(初心者)가, 더욱이 다미(多味)의 약방(藥方)에 이르러서는 말할 필요도 없습니다. 의식적으로 외우는 노력이 필요합니다.

▷ 생약의 생략기호(省略記號)

한방약의 생약은 보통, 한자(漢字)로 써서 나타냅니다. 그러나 한자(漢字)는 비(非)한자 국민에게는 친숙해지기 어려운 것입니다.

또 워드프로세스로 쓸 경우, 한방약과 생약의 이름에는 JIS 제 2수준에 들어 있지 않는 문자가 있고, 전용(專用) 폰트(font)가 없어서 부자유스럽습니다. 그래서 생약명(生藥名)을 알파벳을 사용하여 나타내기로 하였습니다.

계지(桂枝)는 라틴명 Cinnamomum cassia의 머리글자를 취하여 Ci, 감초(甘草)는 Glycyrrhiza glabra에서 La, 작약(芍藥)은 Paeonia albiflora에서 Pa와 같이 적습니다.

이와 같이 표기하면 계지탕은 Ci La Pa Zi Zin으로 됩니다 [Zi＝대조(大棗), Zin＝생강(生薑)].

이것을 '키라파지진'이라고 음독(音讀)하여 암기(暗記)합니다. 처음에는 이상하게 생각되지만, 익숙해지면 약방의 구성생약을 곧 알 수 있고, 매우 편리합니다.

고방(古方)에서 자주 사용되는 생약의 생략기호를 도표로

고방에서 자주 사용되는 생약의 생략기호

	생약명	생략기호		생약명	생략기호
가	갈근(葛根)	Pu	아	아교(阿膠)	Glu
	감초(甘草)	La		애엽(艾葉)	Arte
	갱미(粳米)	Ory		연교(連翹)	Fo
	건강(乾薑)	Zinsic		오미자(五味子)	Schi
	계지(桂枝)	Ci		오수유(吳茱萸)	Evo
	고삼(苦參)	So		용골(龍骨)	Os
	과체(瓜蔕)	Melo		의이인(薏苡仁)	Coi
	괄루근(栝樓根)	Trir		인삼(人蔘)	Gi
	괄루실(栝樓實)	Tris		인진호(茵蔯蒿)	Ca
	교이(膠飴)	Dul			
	귤피(橘皮)	No	자	자소엽(紫蘇葉)	Perif
	길경(桔梗)	Pla		작약(芍藥)	Pa
나	난황(卵黃)	Vite		저령(猪苓)	Poly
다	당귀(當歸)	Li		죽여(竹茹)	Bar
	대조(大棗)	Zi		죽엽(竹葉)	Baf
	대황(大黃)	Rhe		지모(知母)	Ane
	도인(桃仁)	Pe		지실(枳實)	Au
	동과자(冬瓜子)	Be		지황(地黃)	Rehma
마	마자인(麻子仁)	Canna	차	천궁(川芎)	Cni
	마황(麻黃)	Ephe		출(朮)	Atra
	망초(芒硝)	Na		치자(梔子)	Ga
	맥문동(麥門冬)	Ophi	타	택사(澤瀉)	A
	모려(牡蠣)	Ostre	파	패모(貝母)	Fri
	목단피(牧丹皮)	Mo		패장(敗醬)	Patri
	목통(木通)	Ake			
바	반하(半夏)	Pi	하	해백(薤白)	Alli
	방기(防己)	Co		행인(杏仁)	Pru
	백주(白酒)	Vi		향시(香豉)	Gly
	복령(茯苓)	Ho		활석(滑石)	Talcu
	부자(附子)	Aco		황금(黃芩)	Scu
사	산수유(山茱萸)	Cornu		황기(黃耆)	He
	산조인(酸棗仁)	Spi		황련(黃連)	Cop
	산초(山椒)	Za		황백(黃柏)	Phe
	생강(生薑)	Zin		후박(厚朴)	Ma
	서여(薯蕷)	Di			
	석고(石膏)	Gypsu			
	세신(細辛)	Asa			
	소맥(小麥)	Triti			
	시호(柴胡)	Bu			

만들어 실어 두었습니다(주요한 후세방 생약의 생략기호는 부록에 실어 두었습니다).

####################### ▷생약의 분류

한방에 사용되는 생약의 수는 매우 많지만, 중요도는 각각 다릅니다. 생약의 사용빈도와 중요도에서 먼저,

제1류(類)약 6종(種)

계지(桂枝, Ci), 감초(甘草, La), 대조(大棗, Zi), 대황(大黃, Rhe), 생강(生薑, Zin), 건강(乾薑, Zinsic)

제2류(類)약 26종(種)

마황(麻黃, Ephe), 행인(杏仁, Pru), 지실(枳實, Au), 황련(黃連, Cop), 정력자(葶藶子, Dra), 향시(香豉, Gly), 후박(厚朴, Ma), 도인(桃仁, Pe), 길경(桔梗, Pla), 황금(黃芩, Scu), 소맥(小麥, Triti), 감수(甘遂, Wi), 택사(澤瀉, A), 부자(附子, Aco), 해백(薤白, Alli), 세신(細辛, Asa), 백출(白朮, Atra), 치자(梔子, Ga), 인삼(人蔘, Gi), 석고(石膏, Gypsu), 복령(茯苓, Ho), 귤피(橘皮, No), 갱미(粳米, Ory), 작약(芍藥, Pa), 반하(半夏, Pi), 적석지(赤石脂, Ru)

제3류(類)약 [기타 고방(古方)의 생약]으로 나뉘어집니다.

또 제1류(類)약과 제2류(類)약은 다시 개체병리학의 항(項)에서 기술한 (Ⅰ) 발한(發汗), (Ⅱ) 배설(排泄), (Ⅲ) 이뇨(利尿)의 3가지[21] 기능(機能)으로 분류됩니다.

---

21. 그림 2를 참고할 것. (역자)

이것을 도식적(圖式的)으로 나타내면, 그림 3과 같이 됩니다.

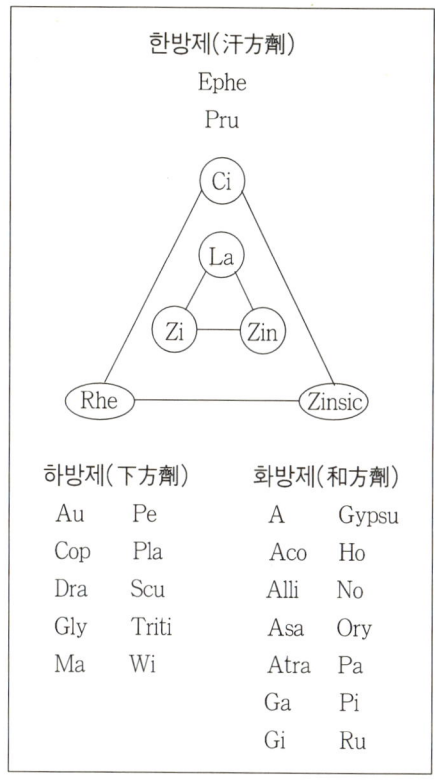

그림 3

######## ▷약방(藥方)의 도식표현(圖式表現)

각각의 약방(藥方)은 구성생약을 순서대로 나열하는 것으로 표현할 수도 있지만, 도식적(圖式的)으로 표현하면 더욱 시각적(視覺的)으로 이해하기 쉬워집니다.

　제1류(類)약은 삼각형 모서리에 있는 동그라미의 유무(有無)로 나타내고, 제2류(類)약 중 한방제(汗方劑)는 위쪽으로, 하방제(下方劑)는 아래쪽으로, 화방제(和方劑)는 옆쪽으로 펼칩니다.

　예를 들면
　계지탕(桂枝湯) (Ci La Pa Zi Zin)

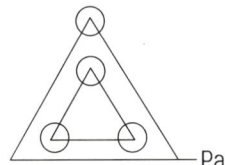

　소승기탕(小承氣湯) (Au Ma Rhe)

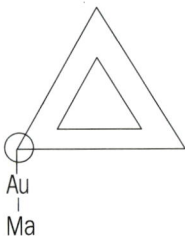

　진무탕(眞武湯) (Aco Atra Ho Pa Zin)

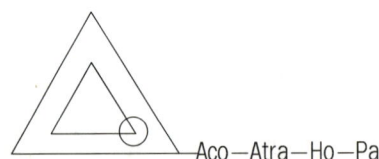

▷약방(藥方)의 분류

한방약을 크게 2분류하면, 몸에서 물을 밖으로 내보내는 배수탕(排水湯)과 몸에 물을 모으는 저수탕(貯水湯)으로 분류됩니다.

배수탕(排水湯)은 또한 배수(排水)의 경로(經路)에 따라서, 발한(發汗)에 의한 한방탕(汗方湯), 배설에 의한 하방탕(下方湯), 이뇨(利尿)에 의한 양화방탕(陽和方湯)으로, 저수탕(貯水湯)은 음화방탕(陰和方湯)으로 분류되고, 이를 각각 강약(强弱)의 두 가지로 나누면 합계 8군(群)탕[기본 8탕(湯)]으로 분류하게 됩니다. 즉

배수탕(排水湯)　강한방탕(强汗方湯)（S-1）
　　　　　　　　약한방탕(弱汗方湯)（S-2）
　　　　　　　　강하방탕(强下方湯)（G-1）
　　　　　　　　약하방탕(弱下方湯)（G-2）
　　　　　　　　강양화방탕(强陽和方湯)（PK-1）
　　　　　　　　약양화방탕(弱陽和方湯)（PK-2）
저수탕(貯水湯)　강음화방탕(强陰和方湯)（NK-1）
　　　　　　　　약음화방탕(弱陰和方湯)（NK-2）

괄호 안의 S는 Skin의, G는 Gastrointestinal의, PK는 Positive와 Kidney의, N은 Negative의 머리글자입니다.

1은 강(强), 2는 약(弱)을 나타냅니다.

이 8분류와 구성생약의 관계는 다음과 같이, 제1류약과 제2류약의 종류에 의해 결정됩니다.

기본 8탕(湯)	제1류(類)약	제2류(類)약
강한방탕 (强汗方湯)	계지(桂枝, Ci)와 감초(甘草, La)	마황(麻黄, Ephe)
약한방탕 (弱汗方湯)	계지(桂枝, Ci)와 감초(甘草, La)	마황(麻黄, Ephe) 없음
강하방탕 (强下方湯)	대황(大黄, Rhe) 또는 대조(大棗, Zi)	도인(桃仁, Pe), 감수(甘隧, Wi), 정 력자(葶藶子, Dra) 중 어느 것
약하방탕 (弱下方湯)	대황(大黄, Rhe)	지실(枳實, Au), 황련(黄連, Cop), 치자(梔子, Ga), 귤피(橘皮, No) 중 어느 것
강양화방탕 (强陽和方湯)	계지(桂枝, Ci) 또는 감초(甘草, La)	복령(茯苓, Ho) 또는 석고(石膏, Gypsu)
약양화방탕 (弱陽和方湯)	대조(大棗, Zi) 또는 생강(生薑, Zin)	황금(黄芩, Scu), 황련(黄連, Cop), 향시(香豉, Gly), 반하(半夏, Pi), 귤 피(橘皮, No) 중 어느 것
강음화방탕 (强陰和方湯)	건강(乾薑, Zinsic)	부자(附子, Aco), 백출(白朮, Atra), 인 삼(人蔘, Gi), 세신(細辛, Asa) 중 어 느 것
약음화방탕 (弱陰和方湯)	건강(乾薑, Zinsic) 없음	부자(附子, Aco), 작약(芍藥, Pa), 황 금(黄芩, Scu), 택사(澤瀉, A) 중 어 느 것

　　그런데 한방의 새로운 사고방식의 소개가 계속되었으므로, 여기서 잠깐 구래(舊來)의 사고방식과의 관계를 살펴보겠습니다.

▷상한론(傷寒論)에 대해서

　한방, 특히 약물요법의 고전(古典)은 뭐니뭐니해도 상한론(傷寒論)입니다. 지금부터 약 1800년 전, 중국의 후한시대(後

漢時代, A.D.25~220)에 장중경(張仲景)에 의해 쓰여진 책입니다. 아주 오래 전의 책이므로, 원본이 형태 그대로는 현대에 전해지지 않았습니다. 몇 개의 이본(異本)이 있습니다만, 여기에서는 그 중에서 가장 간단하고 중요한 부분인 「강치본상한론(康治本傷寒論)」(문헌2)을 바탕으로 이론(理論)을 진행해 가겠습니다.

상한론(傷寒論)은 급성 열성병(熱性病)의 경과(經過) 및 치료법을 나타내면서 기술(記述)한 것이라고 일컬어지고 있습니다. 내용을 크게 정리해 보면, 발한(發汗)해야 할 시기[태양병기(太陽病期)]에는 발한(發汗)시키고, 배설을 해야 할 시기[양명병기(陽明病期)]에는 몸밖으로 배출시키고, 기타 위화상태(違和狀態)에 있는 시기[소양병기(少陽病期), 태음병기(太陰病期), 소음병기(少陰病期), 궐음병기(厥陰病期)]에는 이뇨(利尿)를 통하여, 병을 치료해 가는 것을, 여러 가지 병태(病態)의 기본적인 형(形)과 구체적인 탕명(湯名)을 거론하며 가르치고 있다고 볼 수 있습니다. 상한론(傷寒論)에서는 삼음삼양(三陰三陽)의 병기(病期)가 유명합니다. 당시, 창궐(猖獗)했던 장티푸스에 대해서는 이 경괴의 분류가 가장 잘 맞는다고 일컬어지고 있습니다만, 기타 질환에 대해서는 반드시 잘 맞는다고는 볼 수 없습니다. 삼음삼양(三陰三陽) 병기(病期)의 사고 방식에 그다지 구애받지 않아도 좋다고 생각합니다.

▷상한론(傷寒論)의 음양(陰陽)과 허실(虛實)

「삼음삼양(三陰三陽)」 이상(以上)으로 「음양허실(陰陽虛實)」

은 한방의 유명한 개념입니다. 그러나 그 의미하는 것은 사용하
는 사람에 따라서 여러 가지입니다. 먼저 강조해 두고 싶은 것은,
음양허실은 실제 치료의 현장(現場)에서 처방의 선택에 유용하
게 쓰기 위한 개념이지, 결코 의학철학(醫學哲學)을 전개하기 위
한 개념은 아니라는 것입니다. 이 점을 파악해 두지 않으면, 무의
식 중에 헛된 논의를 위한 논의에 빠져버리는 경향이 있습니다.

음양(陰陽)과 허실(虛實)은 상당히 비슷한 개념입니다. 구태
여 그 차이를 기술(記述)하면, 음양(陰陽)은 병의 경과(經過)
시간을 고려한 말인 데 대하여, 허실(虛實)은 시간축(時間軸)
보다 개체차(個體差)를 표현하는 말이라고 할 수 있습니다. 예
를 들면, 같은 노동을 해도 곧 피로하고, 피로회복도 늦은 사
람과 그 반대의 사람이 있습니다. 전자(前者)는 일반적으로는
「체력(體力)」이 없다고 일컬어집니다만, 한방적으로는 그러한
사람을 허증(虛証)이라고 하고, 이른바 「체력(體力)」이 있는
사람을 실증(實証)[22]이라고 합니다. 허증(虛証)인 사람에게 강
하게 발한(發汗)시키는 약(藥)과 강하게 배설시키는 약을 주
면, 오히려 병을 악화시키는 일이 많으므로 주의해야 합니다.
한방치료에서 강한 발한(發汗)약과 배설약을 사용해도 좋은지
아닌지는, 우선 허실(虛實)의 판단이 첫번째가 됩니다.

초기에는 실증(實証)인 사람도 병의 경과(經過)와 함께 「체
력(體力)」이 떨어져 갑니다. 처음에는 심하게 열이 나고, 적극
적 징후로 반응했던 것이 점차 소극적 징후밖에 나타나지 않
게 됩니다. 이것을 한방에서는 처음에 양증(陽証)이었던 것이
음증(陰証)으로 옮겨갔다고 말합니다.

반대로 처음에는 허증(虛証)이었는데, 약의 복용(服用)에 의
해 「체력(體力)」이 높아져, 보다 「실증(實証)」으로 되어 가는

---

22. 한의학(韓醫學) 또는 중의학(中醫學)에서 이야기하는 정허사실(正虛邪
    實)의 개념에 입각한 실증(實證)과는 의미가 조금 다르다. (역자)

것도 경험합니다. 이러한 경우는 음증(陰証)에서 양증(陽証)으로 되었다고 말합니다. 이와 같이 음양(陰陽)은 시간축(時間軸)을 포함한 개념입니다.

지금까지 기술(記述)한 음양허실(陰陽虛實)은 모두 상대적인 개념입니다. 음(陰)과 양(陽), 허(虛)와 실(實)이라는 실체가 있는 것은 아닙니다. 그러나 세상에는 음양허실(陰陽虛實)을 절대적인 개념으로 받아들여서, 음기(陰氣)와 양기(陽氣)의 조화(調和)가 건강(健康)이라는 생각을 하는 사람도 있습니다. 그러나 상한론(傷寒論)이 가르치는 음양허실(陰陽虛實)은 상대적인 음양허실(陰陽虛實)이고, 또 절대적인 음양허실의 개념은 특히 약방(藥方)의 선택에 유효하지도 않으므로, 여기에서는 이와 같은 사고방식은 취하지 않습니다.

또 베테랑 한방가(漢方家)가 되면 음양(陰陽)을 의식하지 않아도 환자를 보면 자연히 약방(藥方)이 떠오르는 것 같습니다. 그렇게되면, 의식적으로 음양허실(陰陽虛實)을 생각할 필요도 없어질 것입니다. 그러나 나를 포함하여 그런 경지에 도달하지 않은 사람은 처방을 결정할 때 의식적으로 허실(虛實)을 생각하여 허증(虛証)인 사람에게 실증용(實証用) 약을 주는 일이 없도록 해야 합니다.

▷상한론(傷寒論)의 치료원리

상한론(傷寒論)에서는 발한(發汗), 대변(大便), 이뇨(利尿)에 대해서 실로 자세한 관찰이 이루어지고 있습니다. 상한론(傷寒論)의 치료원리를 크게 정리해 보면, 생체(生體)가 양증(陽証)인 시기에 있을 때에는, 발한(發汗)과 대변이라는 배수

기능에 바탕을 둔 반응으로 작용해 가고, 생체가 음증(陰証)인 시기에 있을 때에는 발한(發汗)의 과다(過多)와 토하(吐下)의 과다를 억제하고, 체내로부터의 수분의 상실을 방지하여, 결과 적으로 이뇨(利尿)가 되는 반응으로 작용해 가는 것이라고 볼 수 있습니다.

전자(前者)가 배수탕(排水湯)을 사용하는 병태(病態), 후자 (後者)가 저수탕(貯水湯)을 사용하는 병태(病態)입니다. 배수 탕(排水湯)은 발한(發汗)에 관련된 한방탕(汗方湯), 토하(吐 下)에 관련된 하방탕(下方湯), 이뇨(利尿)에 관련된 양화방탕 (陽和方湯)으로 분류되고, 저수탕(貯水湯)은 음화방탕(陰和方 湯)이라는 것이 됩니다. 이들을 상한론(傷寒論)의 삼음삼양(三 陰三陽)에 적용시켜 생각하면,

> 태양병(太陽病) — 한방탕(汗方湯) (S-1, 2)
> 양명병(陽明病) — 하방탕(下方湯) (G-1, 2)
> 소양병(少陽病) — 양화방탕(陽和方湯) (PK-1, 2)
> 태음병(太陰病) ┐
> 소음병(少陰病) ├ 음화방탕(陰和方湯) (NK-1, 2)
> 궐음병(厥陰病) ┘

이와 같이 삼양일음형(三陽一陰形)이 됩니다. 상한론(傷寒論) 에서 음병(陰病)의 기술(記述)은 태양병(太陽病)의 복잡하고, 정교하고 치밀한 기술(記述)과 비교하면 간단한 것입니다. 4분 류로 괜찮은 것인지 모르겠습니다.

● 칼럼 2   오행(五行)에 대해서

상한론(傷寒論) 이외의 고전(古典)과, 나중에 발달한 의학의 유파(流派)에는 오행사상(五行思想)에 바탕을 둔 이론이 나옵니다. 오행(五行)이란 의학도 포함시켜 삼라만상(森羅萬象)을 목(木), 화(火), 토(土), 금(金), 수(水)의 다섯 종류의 물성(物性)으로 설명하려고 하는 장대(壯大)한 설명원리입니다. 목(木), 화(火), 토(土), 금(金), 수(水)는 이 순서로 다음 것을 낳고, 즉 「나무(木)는 불(火)을 생기게 하고, 불(火)은 땅(土)을 생기게 하고, 땅(土)은 쇠(金)를 생기게 하고 쇠(金)는 물(水)을 생기게 한다」[상생관계(相生關係)], 하나 걸러 억제하는 즉, 「나무(木)는 땅(土)을 이기고, 땅(土)은 물(水)을 이기고, 물(水)은 불(火)을 이기고, 불(火)은 쇠(金)를 이긴다」[상극관계(相剋關係)]는 관계에 있다고 합니다.

오행(五行)은 오감(五感), 오체(五體, 신체의 부분), 색(色), 미(味), 향(香), 그리고 방위(方位)와 계절(季節)에까지 적용되고 있습니다. 의학에 관련이 있는 것으로서는 나무(木)는 간(肝), 불(火)은 마음(心), 땅(土)은 비(脾), 쇠(金)는 폐(肺), 물(水)은 신(腎)이라는 오장(五臟)으로의 배당(配當)이 있습니다[문헌3]. 약방(藥方)도 이 사고(思考)에 의해 운용하는 것 같습니다. 상생상극(相生相剋) 등은 언뜻 보기에 잘되어 있는 것 같습니다만, 예를 들면 나무가 강해지면 상생관계(相生關係)에 의해 불(火), 그리고 땅(土)이 강해지는데, 한편 상극관계(相剋關係)에 의하면 땅(土)이 약해지게 되어, 결국 어느 쪽으로도 좋은 데로 말할 수 있는 것입니다.

오행(五行)은 과학이론 이전(以前)의 이론입니다. 이와 같은 전근대적인 사고방식은 그만하도록 합니다.

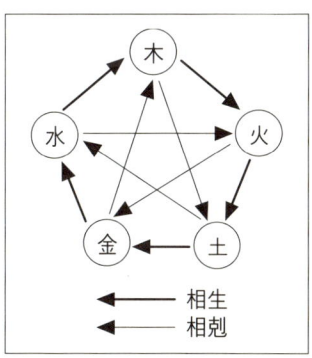

相生
相剋

▷ 강치본상한론(康治本傷寒論) 중의 50방(方)의 분류와 처방구성

그럼, 실제로 개개(箇箇)의 약방(藥方)을, 약방(藥方)의 분류 항(項)에서 나타낸 분류기준으로 분류해 보겠습니다. 여기에서는 우선, 강치본상한론(康治本傷寒論)에 나오는 50처방에 대해서 분류하겠습니다.

실제 치료의 현장에서는 50처방 전부는 사용하지 않고, 이것 이외의 처방도 몇 개 사용합니다만, 적어도 이 정도의 처방구성을 음독(音讀)하여 암기(暗記)하면, 나중에 매우 도움이 됩니다.

1. 강한방탕(强汗方湯) (S-1)

마황탕(麻黃湯)	Ci Ephe La Pru
청룡탕(青龍湯)	Ci Ephe Gypsu La Pru Zi Zin
갈근탕(葛根湯)	Ci Ephe La Pa Pu Zi Zin
갈근가반하탕(葛根加半夏湯)	Ci Ephe La Pa Pi Pu Zi Zin

2. 약한방탕(弱汗方湯) (S-2)

계지탕(桂枝湯)	Ci La Pa Zi Zin
계지가갈근탕(桂枝加葛根湯)	Ci La Pa Pu Zi Zin
계지거작약탕(桂枝去芍藥湯)	Ci La Zi Zin

3. 강하방탕(强下方湯) (G-1)

| 십조탕(十棗湯) | Eu Ge Wi Zi |
| 함흉탕(陷胸湯) | Na Rhe Wi |

도인승기탕(桃仁承氣湯)　　　　　Ci La Na Pe Rhe

4. 약하방탕(弱下方湯) (G-2)

조위승기탕(調胃承氣湯)　　　La Na Rhe
대승기탕(大承氣湯)　　　　　Au Ma Na Rhe
인진호탕(茵蔯蒿湯)　　　　　Ca Ga Rhe

5. 강양화방탕(强陽和方湯) (PK-1)

복령계지감초백출탕(茯苓桂枝甘草白朮湯)　Atra Ci Ho La
복령계지감초대조탕(茯苓桂枝甘草大棗湯)　Ci Ho La Zin
계지거계지백출복령탕(桂枝去桂枝白朮茯苓湯)
　　　　　　　　　　　Atra Ho La Pa Zi Zin
마황감초행인석고탕(麻黃甘草杏仁石膏湯)
　　　　　　　　　　　Ephe Gypsu La Pru
백호탕(白虎湯)　　　　　　　Ane Gypsu La Ory
백호가인삼탕(白虎加人蔘湯)　Ane Gi Gypsu La Ory

6. 약양화방탕(弱陽和方湯) (PK-2)

소시호탕(小柴胡湯)　　Bu Gi La Scu Zi Zin
대시호탕(大柴胡湯)　　Au Bu Pa Pi (Rhe) Scu Zi Zin
시호계지건강탕(柴胡桂枝乾薑湯)
　　　　　　　　Bu Ci La Ostre Scu Trir Zinsic
황련탕(黃連湯)　　　　Ci Cop Gi La Pi Zi Zinsic
반하사심탕(半夏瀉心湯) Cop Gi La Pi Scu Zi Zinsic
감초사심탕(甘草瀉心湯) Cop (Gi) La2 Pi Scu Zi Zinsic
생강사심탕(生薑瀉心湯) Cop Gi La Pi Scu Zi Zin (Zinsic)
황금탕(黃芩湯)　　　　La Pa Scu Zi

황금가반하생강탕(黃芩加半夏生薑湯) La Pa Pi Scu Zi Zin
치자시탕(梔子豉湯)　　　　　　 Ga Gly
치자감초시탕(梔子甘草豉湯)　　 Ga Gly La
치자생강시탕(梔子生薑豉湯)　　 Ga Gly Zin

7. 강음화방탕(强陰和方湯) (NK-1)

감초건강탕(甘草乾薑湯)　　　　 La Zinsic
건강부자탕(乾薑附子湯)　　　　 Aco Zinsic
사역탕(四逆湯)　　　　　　　　 Aco La Zinsic
통맥사역탕(通脈四逆湯)　　　　 Aco La Zinsic2
복령사역탕(茯苓四逆湯)　　　　 Aco Gi Ho La Zinsic
백통탕(白通湯)　　　　　　　　 Aco Fi Zinsic
도화탕(桃花湯)　　　　　　　　 Ory Ru Zinsic

8. 약음화방탕(弱陰和方湯) (NK-2)

진무탕(眞武湯)　　　　　　　　 Aco Atra Ho Pa Zin
부자탕(附子湯)　　　　　　　　 Aco Atra Gi Ho Pa
계지가부자탕(桂枝加附子湯)　　 Aco Ci La Pa Zi Zin
작약감초부자탕(芍藥甘草附子湯) Aco La Pa
감초탕(甘草湯)　　　　　　　　 La
작약감초탕(芍藥甘草湯)　　　　 La Pa
계지가작약탕(桂枝加芍藥湯)　　 Ci La Pa2 Zi Zin
계지가작약대황탕(桂枝加芍藥大黃湯) Ci La Pa Rhe Zi Zin
건중탕(建中湯)　　　　　　　　 Ci Dul La Pa Zi Zin
오수유탕(吳茱萸湯)　　　　　　 Evo Gi Zi Zin
황련아교탕(黃連阿膠湯)　　　　 Cop Glu Pa Scu Vite
저령탕(猪苓湯)　　　　　　　　 A Glu Ho Poly Talcu

증례집

한참 동안 딱딱한 이론 설명이 계속되었습니다. 지금부터는 긴끼대학 동양의학 연구소에서 경험한 여러 가지 증례에 대해서 조금 설명을 덧붙이면서 소개해 가겠습니다.

한방치료를 원하여 오시는 환자 분들은, 대개 서양의학에서는 보지 못하는 대단히 치료하기 힘든 병을 지닌 사람이거나, 또는 반대로 본인은 괴로워하고 있는데 서양 의학적으로는 병(病)이라고 인정할 수 없는 여러 가지 증상을 가진 사람들입니다. 의료(醫療)의 원점(原點)이 괴로워하고 있는 사람의 괴로움을 경감(輕減)하는 것에 있다고 하면, 한방은 현대의학이 자칫하면 잊어버리기 쉬운 그 원점(原點)에 가장 가까이 있는 치료법이라고 할 수 있습니다. 서두(序頭)는 이 정도로 하고, 곧바로 증례의 소개로 들어가겠습니다.

▷ 피부과 질환(皮膚科疾患)

▶ 아토피성 피부염—계속 증가하고 있는 현대병

아토피성 피부염의 원인이 무엇인지 아직 불분명하지만, 최근 계속 증가하고 있는 추세입니다. 일반 피부과에서 항(抗)알레르기약을 내복(內服)하고 스테로이드외용제(外用劑)를 사용하는 것이 일반적인 치료법이라고 생각합니다.

스테로이드외용제는 효과가 있습니다만, 갑자기 그만두면 리바운드현상 때문에 전보다 악화되어 버리는 경우가 많습니다. 언뜻 나은 듯이 보이지만 실제 원인은 조금도 해결되지 않은 대증요법(對症療法)에 불과한 것입니다.

한편, 한방치료는 스테로이드제와 같은 리바운드현상은 물론 없고, 경우에 따라서는 체질을 개선하여 아토피성 피부염을 발증(發症)하지 않게 되는 일조차 있습니다.

현재, 긴끼대학 동양의학 연구소 외래 환자의 상당부분을 아토피성 피부염 환자가 차지하고 있고, 또한 상당한 효과가 있습니다. 대표적인 예를 소개하겠습니다.

▷백호가인삼탕(白虎加人蔘湯)이 효과가 있는 증례(症例)

G군은 5세 때부터 아토피성 피부염을 앓고 있는 고등학교 3학년 남학생입니다. 고등학교 1학년 때부터 아토피성 피부염이 심해지기 시작하였으며, 탁구부에 소속되어 있었는데, 운동으로 땀을 흘린 후가 특히 괴롭다고 말합니다. 지금까지 삼백초차(三白草茶), 현미, 한방약국에서의 한방약 등을 시도해 보았습니다만, 그 어느 것도 효과가 없었습니다. 현재는 피부과에서 스테로이드외용약과 항(抗)히스타민제를 처방받고 있습니다. 피부의 가려움 이외에 특별한 자각증상은 없습니다. 상반신(上半身)을 중심으로 일면(一面)의 발적(發赤)이 보였습니다(사진 1-A). 맥(脈)은 약간 부(浮)하고, 복력(腹力)은 충분하였습니다. 검사(檢査)에서는 백혈구(白血球)의 호산구(好酸球)가 15%로 증가하고(정상은 5% 이하), 삼목(杉木)과 칸디다에 대한 반응이 양성(陽性)이었습니다. 처방은 백호가인삼탕(白虎加人蔘湯)으로 인삼(人蔘)과 석고(石膏)를 증량(增量)한 약방(藥方)으로 했습니다. 2개월 후 습진은 상당히 깨끗해졌고(사진 1-B), 가려움도 없어졌습니다. 약 3년 후 현재, G군은 대학생이 되어, 혼자서 생활하고 있기 때문에 식생활이 흐트러져 있는 탓인지 가끔 가렵다고 합니다. 그래서 가끔, 그의 어머니가 약을 받으러 오십니다.

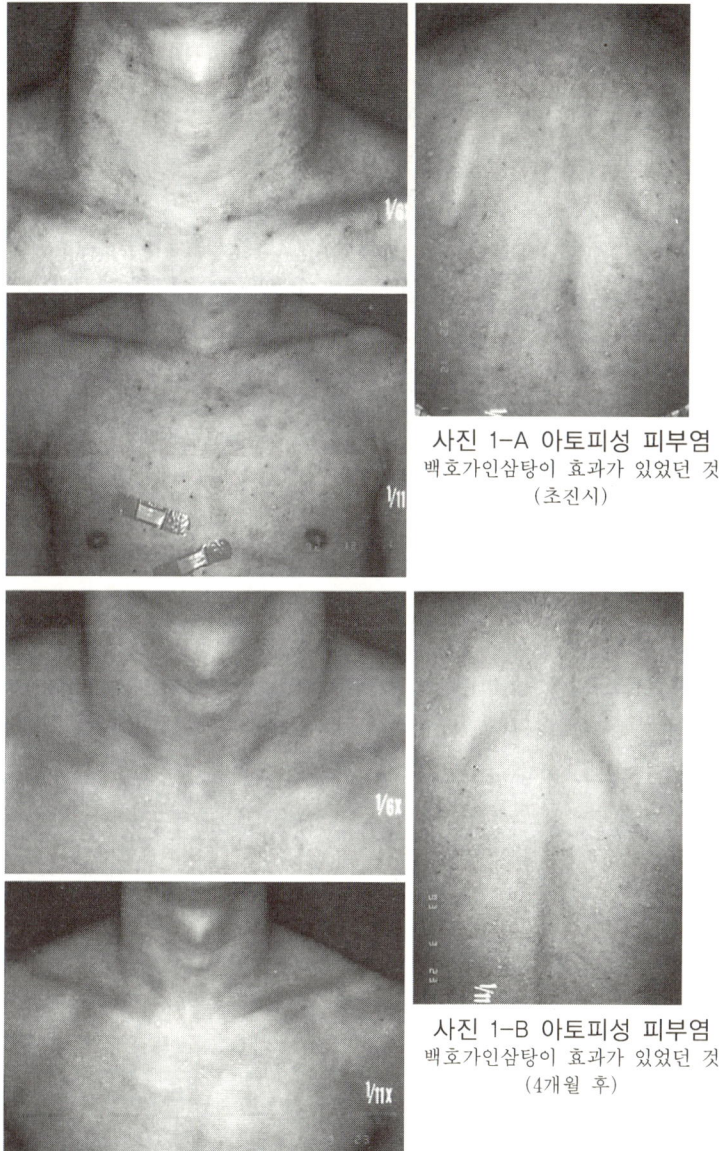

사진 1-A 아토피성 피부염
백호가인삼탕이 효과가 있었던 것
(초진시)

사진 1-B 아토피성 피부염
백호가인삼탕이 효과가 있었던 것
(4개월 후)

▷영계출감탕(苓桂朮甘湯)이 효과가 있는 증례

K양은 클럽활동에서 육상 경기인 높이뛰기를 하고 있는 날씬한 13세의 여학생입니다. 초등학교 3학년 때부터 아토피성 피부염이 발증(發症)하여, 피부과에서 스테로이드외용제를 처방받고 있습니다만, 사용하는 동안만 가라앉고, 그만두면 재발(再發)하여, 지금은 쑥 로션을 사용하고 있습니다. 프룬(prune)[23]을 반년 정도 계속한 적도 있었습니다. 내원시(來院時)에는 우주(右肘) 관절부(關節部), 양(兩)무릎 관절부(關節部)와 경부(頸部)에 발적(發赤)이 보이고, 본인이 호소하는 곳에서 땀이 나면 가렵고 통증도 있어서 걷기 힘들다는 것이었습니다. 신장 161cm, 체중 44kg, 혈압 104/78mmHg, 구갈(口渴), 일어섰을 때의 어지럼증, 냉(冷)이 있었습니다. 맥(脈)은 침(沈), 세(細), 약(弱). 복력(腹力)은 중등도(中等度)이고, 복직근(腹直筋)의 연급(攣急)이 있었습니다. 이들 소견(所見)에서 영계출감탕(苓桂朮甘湯)에 황기(黃芪) 3.0g을 첨가한 처방을 내었습니다. 2주일 후, 약은 먹기 쉽다고 하고, 증상도 조금 호전(好轉)되었기 때문에 동(同)처방을 계속해 갔더니, 순조롭게 개선되어 갔습니다. 일시적으로 복부에 뛰엄뛰엄 습진(濕疹)이 생긴 적도 있었습니다만, 의이인(薏苡仁) 16.0g을 추가하여 그것도 개선되었습니다. 환부(患部)의 사진을 게재해 두겠습니다(사진 2-A, B). 이 환자는 결국 약 1년간 한방약을 복용하고 폐약(廢藥)하였습니다.

---

23. 서양 자두 말린 것. (역자)

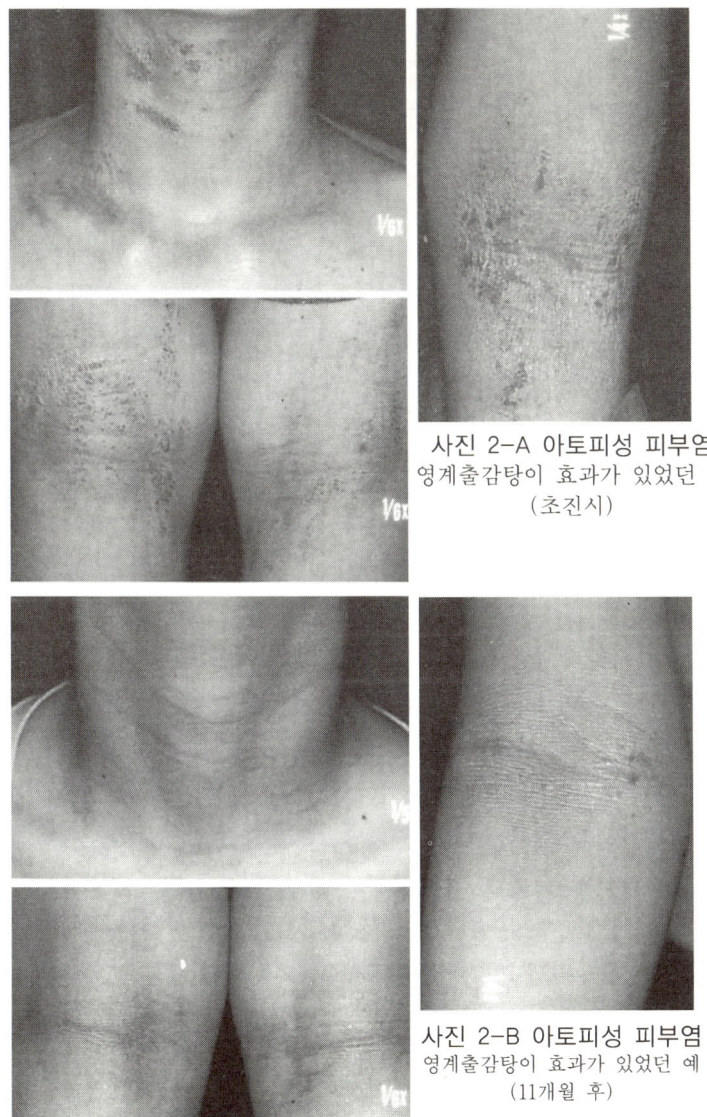

사진 2-A 아토피성 피부염
영계출감탕이 효과가 있었던 예
(초진시)

사진 2-B 아토피성 피부염
영계출감탕이 효과가 있었던 예
(11개월 후)

▷당귀작약산(當歸芍藥散)이 효과가 있는 증례

L씨는 23세의 여성회사원으로, 2년 전부터 아토피성 피부염이 발증(發症)하여, 최근 3개월 전부터 서서히 악화되었습니다. 특히 생리 전후로 악화되었습니다. 어릴 때에 소아천식에 걸린 적이 있었으며, 현재 남동생도 아토피성 피부염에 걸려 있습니다. 냉성(冷性)으로, 아토피성 피부염도 겨울에 악화되는 경향이었습니다. 일어섰을 때의 어지럼증이 가끔 있었습니다. 맥(脈)은 침(沈), 세(細), 약(弱)하였으며, 복력(腹力)은 중등도(中等度)이고, 양측의 하복부에 어혈의 압통점(壓痛點)이 있었습니다. 습진은 액와(腋窩), 경부(頸部)와 주와부(肘窩部)에 보였습니다(사진 3-A). 검사(檢査)에서는 백혈구의 호산구(好酸球)가 7.5%로 약간 상승하고, 알레르기 검사에서는 삼목(杉木), 고양이 비듬, 집먼지에 반응했습니다. 생리 전후에 악화되는 점과, 어혈의 압통점이 있는 점과, 비교적 허증(虛証)인 점에서 처방은 당귀작약산(當歸芍藥散)을 전제(煎劑)로 내었습니다. 2주일 후에는 피부의 붉은 점이 줄어들고, 가려움도 없어졌으므로, 동(同)처방으로 계속 내었습니다. 2개월 후에는 거의 다 나았지만(사진 3-B), 1개월 더 복용시킨 후에 폐약(廢藥)하였습니다.

백호가인삼탕(白虎加人蔘湯)과 영계출감탕(苓桂朮甘湯)에 비교하면 케이스가 적은 편이지만, 이와 같이 구어혈제(驅瘀血劑)라 일컬어지는 약방(藥方)이 아토피성 피부염에 좋은 수가 있습니다. 계지복령환(桂枝茯苓丸)이 잘 들었던 예도 있습니다.

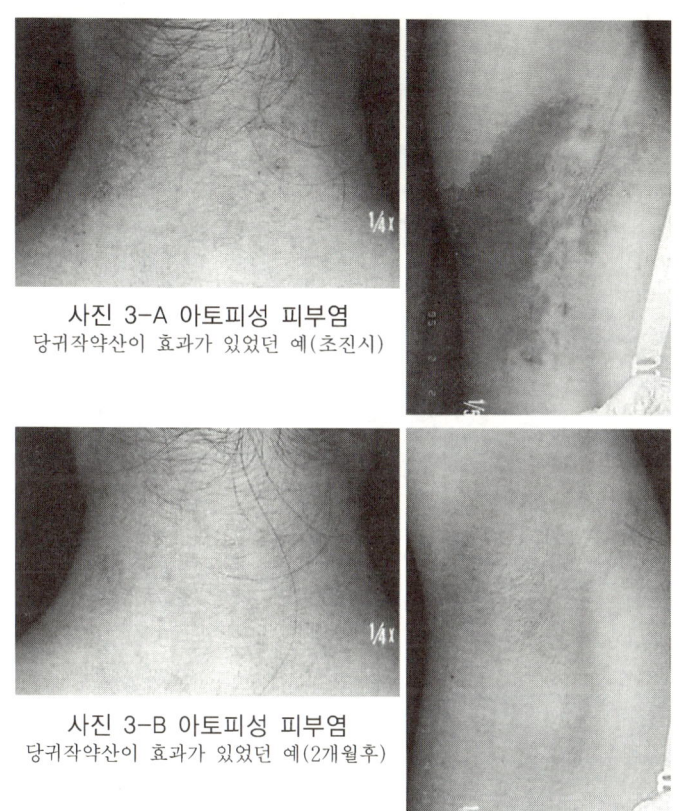

사진 3-A 아토피성 피부염
당귀작약산이 효과가 있었던 예(초진시)

사진 3-B 아토피성 피부염
당귀작약산이 효과가 있었던 예(2개월후)

▶습진(濕疹)—그 끈질긴 것

습진은 피부과에서 가장 많은 질환이라고 합니다. 그도 그럴 것이, 습진이라는 병명(病名)은, 다른 병명으로 진단되지 않는 경우 처음으로 붙는, 이른바 쓰레기통격인 병명(病名)인 것입 니다. 따라서 대부분이 원인불명이고, 치료도 대증요법(對症療 法)이 되지 않을 수 없는 것 같습니다. 곧바로 치료가 되는 경 우도 있지만, 앞으로 소개하는 두 가지 예(例)와 같이 20년 이

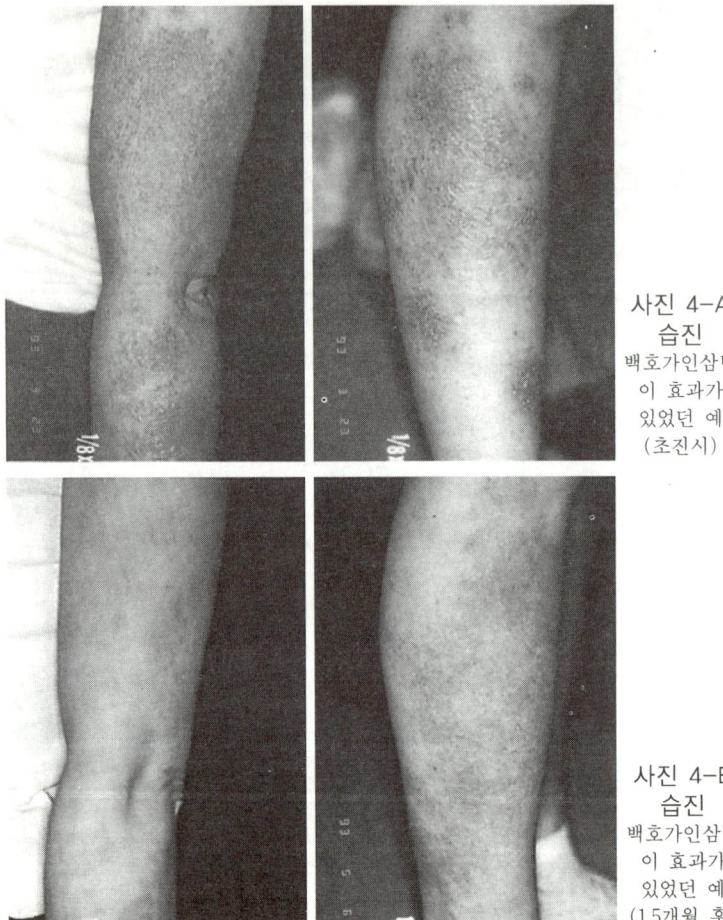

사진 4-A
습진
백호가인삼탕
이 효과가
있었던 예
(초진시)

사진 4-B
습진
백호가인삼탕
이 효과가
있었던 예
(1.5개월 후)

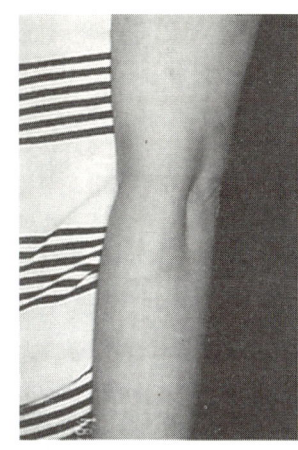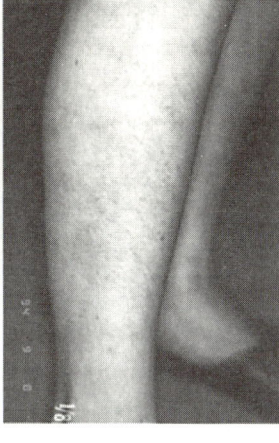

사진 4-C
습진
백호가인삼탕이
효과가 있었던 예
(1년 5개월 후)

상이나 계속되는 끈질긴 습진도 있습니다. 이렇게 장시간 계속
된 병이라도, 몸에 맞는 한방약을 복용하면 놀랄 정도로 빨리
치료가 됩니다.

▷백호가인삼탕(白虎加人蔘湯)이 효과가 있었던 증례

S씨(45세, 여성)는 하퇴부(下腿部)에 붕대를 감고 내원(來
院)하였습니다. 양쪽 상하지(上下肢), 복부, 요부(腰部)에 광범
위하게 태선화(苔癬化)한 습진이 퍼져 있었고, 삼출물(滲出物)
이 배어 있었습니다(사진 4-A). 약 2개월 전부터 습진이 생기
기 시작하여 서서히 확산되어, 근처 피부과에서 치료를 받았습
니다. 관례대로 스테로이드외용제(外用劑)가 처방되어, 일시적
으로는 괜찮았지만, 그만두면 재발(再發)하고 더욱 악화되어,
위와 같은 상태가 되었던 것입니다. 구갈(口渴), 현기증(眩氣
症), 일어섰을 때의 어지러움증, 수족(手足)의 냉(冷)이 있고,
체격은 적당한 키에 적절한 몸무게였으며, 복력(腹力)은 중등
도(中等度), 맥(脈)은 약간 부(浮)하면서 힘이 있는 상태였습
니다. 비교적 실증(實証)이고, 구갈(口渴)이 있어서 백호가인
삼탕(白虎加人蔘湯)을 처방하였더니 2주일 후에는 습진의 붉

은 정도와 가려움이 경감(輕減)되는 경향을 보였습니다. 1개월 반 후에는 확실하게 피진(皮疹)이 소퇴(消褪)해 갔고(사진 4-B) 초진시에 15%나 되었던 백혈구의 호산구(好酸球)가 2%로 감소했습니다. 순조롭게 경과(經過)되어 갔으므로, 백호가인삼탕(白虎加人蔘湯)을 계속 처방하였는데, 1년 5개월 후의 상태가 사진 4-C입니다. 완전하게 깨끗해져서 2개월 후에 한방약의 복용을 중지하였습니다. 중지 후에도 재발(再發)은 보이지 않았습니다. 나중에 피부과 선생님에게 슬라이드를 보여드리고 진단을 받았더니 범발성습진(汎發性濕疹)이라 하였습니다.

▷계지복령환(桂枝茯苓丸)이 효과가 있었던 증례

G씨(69세, 주부)는 20년 동안 여름만 되면 악화되는 습진으로 고생해 왔습니다. 약 20년 전, 목욕탕에서 넘어져서 허리를 다쳐, 사롱파스를 붙였는데, 그 이래로 매년 여름만 되면 온몸에 습진이 생기게 되었고, 모 대학병원에서 습진이라는 진단을 받고 치료를 받아왔습니다. 그러나 개선은 일시적인 것으로, 결국 20년이라는 세월 동안 습진이 계속되어 왔다고 합니다. 내원(來院)시에는 콧등, 우수배(右手背), 항부(項部)에 발적(發赤)이 인지(認知)되었습니다. 체격은 몸집이 작고, 약간 비만상태였으며, 변통(便通)은 1일에 4~5회이고, 변의 형태는 토분(兎糞)모양이며, 수족(手足)이 잘 차가워지고 어깨가 잘 결린다고 하였습니다. 맥(脈)은 침(沈), 세(細), 약(弱)하고, 혀(舌)는 습윤(濕潤)하고 두꺼운 백태(白苔)를 인지(認知)하였습니다. 복력(腹力)은 중등도(中等度)이고, 좌제방(左臍傍)의 상하(上下)에 압통이 현저(顯著)하였습니다. 세 명의 자녀가 있으며, 약 10회의 유산(流産)경험이 있었는데, 모두 3~4개월쯤에 유산하였다고 합니다. 냉성(冷性)이고 빈번한 유산

(流産)의 경험이 있고 어혈(瘀血)의 압통점이 현저(顯著)한 점에서, 계지복령환(桂枝茯苓丸)의 전제(煎劑)에 대황(大黃)을 첨가한 한방약을 처방하였습니다.

14일째에는 토분(兎糞)의 변(便)이 없어지고, 1일 1회 통변(通便)하게 되었으므로 같은 처방을 계속하였습니다. 1개월 후에는 콧등의 피진(皮疹)이 깨끗해졌습니다. 그러나 항부(項部)의 피진(皮疹)은 반대로 악화된 듯이 보였기 때문에, 처방에 의이인(薏苡仁)을 첨가하였더니 항부(項部)의 소견(所見)도 개선되었습니다. 그후 전완부(前腕部)에 피진(皮疹)이 생기기도 했습니다만, 동일 처방을 계속하여 6개월 후에는 모두 완치하여 복약(服藥)도 중지하였습니다.

이 부인은 대단히 감사해 하며, 만약 또 발진(發疹)이 생기면 즉시 내원(來院)하겠다고 했지만, 그 이후로 내원(來院)하지 않았습니다. 전화로 연락을 취해 보았더니, 그후 두 번의 여름을 보냈지만 재발(再發)은 없었다고 하였습니다.

이와 같이 20년 동안이나 계속된 습진도 수개월로 치료될 수 있습니다. 이 환자의 경우, 빈번한 유산(流産)이 습진의 원인(遠因)이 되었을지도 모릅니다.

▶여드름―청춘의 심벌이라고 말해도

여드름 역시 흔한 병으로, 특히 사춘기에 많은 까닭에, 본인에게는 심각한 문제입니다(다른 사람들은 병이라고 인정해 주지도 않지만). 이것도 한방약으로 의외로 깨끗하게 치료됩니다. 대표적인 예를 소개하겠습니다.

최근 경험한 증례입니다. L씨는 건축재료상의 전시장에 근무하고 있었던 25세의 여사무원이었습니다. 여성뿐인 직장에서 상사(上司)도 엄한 사람이고, 일에 대한 스트레스가 심해져서

1년 정도 전부터 여드름이 생기게 되었다고 하였습니다. 얼굴에 여드름이 산재(散在)해 있었지만, 무엇보다 안면 전체에 홍조(紅潮)가 있는 까닭에, 열(熱)을 지니고 있는 것은 아닌가라는 소견(所見)이 인상적이었습니다. 신장 165cm이고 체격도 딱 벌어져 튼튼하고, 복력도 중등도(中等度)였습니다. 좌하복부(左下腹部)에는 어혈의 압통점이 있었습니다. 이상(以上)의 소견으로 계지복령환(桂枝茯笭丸)에 황련해독탕(黃連解毒湯)을 합쳐서 처방하였습니다. 2주일 후에는 놀랄 정도로 얼굴의 붉은 기가 없어지고, 여드름도 눈에 띄지 않게 되었기 때문에 다음에는 같은 약을 1개월 정도 처방하였습니다. 그 후에도 순조롭게 경과(經過)하여 현재도 복약(服藥)중입니다.

▷부인과 질환(婦人科疾患)

▶자궁내막증(子宮內膜症)—생리통의 원인이 되는 병의 하나

자궁내막증(子宮內膜症)이란 자궁내막 조직이 자궁내 혹은 자궁외의 장관(腸管)과 방광(膀胱)에 증식(增殖)하여 월경과다(月經過多), 생리통(生理痛), 복통(腹痛) 등 여러 가지 증상을 일으키는 질환입니다.

M씨는 생리통이 심하여 부인과에서 진찰을 받은 결과 자궁내막증이라고 진단받았습니다. 호르몬요법을 행하여 생리를 멈추게 하여 생리통은 없어졌지만, 이번에는 갱년기장해와 같은 증상이 출현하였기 때문에 한방치료를 권유받아서 내원(來院)하였습니다.

M씨는 평소 더위를 많이 타는 편이고 냉증이 있었으며, 생리는 불순(不順)하고, 생리와 배란(排卵) 때에 좌협복(左脇腹)에 찌르는 듯한 통증이 있었습니다. 약 9개월 전에 유산(流産)을 하였습니다. 맥(脈)은 약간 부(浮)하고, 복력(腹力)은 충실(充實)하고 좌하복부(左下腹部)에 압통점이 있었습니다. 계지복령환(桂枝茯苓丸)에 당귀(當歸)를 첨가한 약방을 처방하였습니다. 2주일 후 몸이 따뜻해지고 기초체온(基礎體溫)에서는 주기(週期)가 조금 빨라졌다고 말했습니다. 1개월 후 생리통이 여느 때의 2배 정도로 심해졌고, 평소에도 욱신욱신하는 이화감(異化感)이 있다고 말했습니다. 그래서 위 처방에 의이인(薏苡仁)을 더 첨가하였습니다. 다음 생리는 통증은 심했지만, 하루에 그치고, 생리 전 2주일 동안 있었던 불쾌감이 없어졌습니다. 주기(週期)도 32일이었습니다. 그 다음 생리는 38일째로 통증은 매우 완화되었다고 말했습니다. 그 후에는 생리의 주기가 거의 30일로 안정되고, 생리통도 거의 없어져 갔습니다. 약 2년 정도 복용하고 증상이 거의 소실(消失)되었기 때문에 M씨는 본인 스스로 약을 끊었습니다만, 반년 정도 지나고 나서, 또 조금 동증이 시작되어 지금은 다시 재개(再開)하였습니다.

2번째 처방, 즉 계지복령환(桂枝茯苓丸)에 의이인(薏苡仁)을 첨가한 것은 의이인(薏苡仁)이 복통(腹痛)을 잘 제거하기 때문입니다.

▶갱년기장해(更年期障害)—한번은 통과해야 하는 병

생년기(更年期)란, 개인에 따라서 다르지만, 일반적으로 40대부터 50대에 걸쳐서 여성 호르몬의 분비가 저하되고 생리가 없어지는 시기를 말합니다. 지금까지는 규칙적으로 반복되어 왔던 황체(黃體)호르몬과 난포(卵胞)호르몬이 자율적인 변동을 상실하는 것으로, 몸에 있어서는 매우 큰 변화입니다. 이 시기, 신체와 정신에 여러 가지 변조(變調)를 초래하는 여성이 많은 것 같습니다. 원인치료로서 호르몬의 보충요법이 실시되거나 하지만, 부작용 호소를 자주 듣습니다. 또 생물의 자연스런 과정에 역행하는 듯한 치료가 언제까지나 계속될 수 있는 것은 아닙니다. 다채로운 증상에 대해서는 각각의 증상에 맞춰서 대증요법(對症療法)을 해가는 수밖에 방법이 없는 것 같습니다. 다행히 한방약은 갱년기의 증상에 아주 효과가 있습니다. 일례(一例)를 소개하겠습니다.

S씨는 찻집을 경영하는 54세 여성입니다. 2년 전에 폐경(閉經)되었고, 그때부터 눈 주위가 무겁고 당기는 듯한 느낌이 시작되었습니다. 호르몬제, 정신안정제를 복용하였습니다만 효과는 미약했습니다. 눈이 부셔서 눈을 뜰 수 없는 듯한 얼굴을 하고 내원(來院)하였습니다. 눈 증상 이외에도 목에 무언가 있는 듯한 느낌이 들고, 야간에 몇 번씩이나 잠에서 깨고, 아침에도 일찍 눈이 떠지며, 때때로 동계(動悸)로 인하여 가슴이 무겁고 마음이 안정되지 않아서, 혼자는 방에 있을 수 없어 산책으로 마음을 진정시키는 등 여러 가지 증상이 있었습니다.

자녀는 두 명이고 제왕절개(帝王切開)로 출산(出産)하였습니다. 적당한 키에, 적당한 몸무게였으며, 복력(腹力)은 중등도(中等度)였으며, 우하복부(右下腹部)에 어혈(瘀血)의 압통점이 있었습니다. 처방은 반하후박탕(半夏厚朴湯)에 도인(桃仁), 목단피(牧丹皮), 계지(桂枝)를 첨가하였습니다. 2주일 후에 큰 변화는 없었지만, 아침에 푹 잘 수 있게 되었다고 말했습니다. 아침 일찍 눈이 떠지는 것은 정신과(精神科)에서 조조각성(早朝覺醒)이라 하는데 울상태(鬱狀態) 징후의 하나라고 생각합니다.

조조각성(早朝覺醒)이 없어진 것은 좋은 징조(徵兆)이므로,

거의 동일 처방을 계속하였습니다. 그리고 2주일 후에는 마음
이 안정되어 혼자서도 있을 수 있게 되었다고 말했습니다. 그
러나 눈과 목 증상은 아직 개선되지 않았습니다. 처방에 작약
(芍藥)과 감초(甘草)를 추가하여, 초진(初診)으로부터 2개월
후 드디어 눈 증상이 없어지기 시작하여 눈을 확실히 뜰 수
있게 되었습니다.

그후, 이상하게 외롭다는 등의 감정을 호소하는 일이 있어
서, 감초(甘草), 소맥(小麥), 대조(大棗)의 3미(味)로 된 감맥
대조탕(甘麥大棗湯)을 투여하기도 하였습니다만, 현재는 반하
후박탕(半夏厚朴湯)의 가미방(加味方)을 투여중인데 눈과 목
증상이 거의 제거되었습니다.

한마디로 갱년기장해라 해도 증상은 개인에 따라 다양합니다.
이 환자의 경우는 눈과 목의 신체증상(身體症狀)과 조금 울
적(鬱的)인 정신증상(精神症狀)이 전면(前面)에 나타나 있었습
니다. 눈과 목 증상을 중시(重視)하여 반하후박탕(半夏厚朴湯)
의 가미방(加味方)을 처방하여 잘 치료된 증례(症例)입니다. 일
반적으로 갱년기장해의 한방약으로서는, 당귀작약산(當歸芍藥
散), 계지복령환(桂枝伏笭丸), 가미소요산(加味逍遙散) 등이 자
주 사용되고 있습니다.

▷정신과 질환(精神科疾患)

▶자율신경실조증(自律神經失調症)—알 것 같으면
서도 모르는 병

자율신경실조증(自律神經失調症)도 종종 사용되는 병명(病

名)입니다.

자율신경이란, 자기의 의지(意志)와는 관계없이 몸을 컨트롤
하고 있는 신경을 말합니다. 더우면 땀을 흘리거나, 흥분하면
심장의 동계(動悸)가 높아지는 것은 모두 자율신경이 지배(支
配)하고 있는 것입니다.

본래, 자율신경실조증(自律神經失調症)이란, 덥지도 않은데
갑자기 땀이 나거나 아무런 이유도 없이 갑자기 동계(動悸)가
생기거나 하는 등, 이 기능이 폭주(暴走)하고 있는 상태를 말
합니다만, 일반적으로는 가벼운 신경증(神經症)과 노이로제 등
상당히 넓은 범위에 사용하고 있고, 의사(醫師)도 그와 같은
병명(病名)을 곧바로 진료카드의 병명란(病名欄)에 기입하는
경향입니다.

어쨌든, 이 병의 치료는 보통, 정신안정제를 주거나 카운셀
링을 하거나 합니다. 그러나 안정제를 먹으면 졸음이 밀려드는
부작용이 있기도 하고, 카운셀링이 좋은 경우도 있지만, 그렇
지 않은 경우도 있습니다. 한방약에는 정신에 작용하는 약이
많이 있습니다. 자율신경실조증(自律神經失調症)도 한방치료의
좋은 적응증입니다.

Y씨는 시청(市廳)에 근무하는 28세의 남성입니다. 대학 졸
업 후, 한때 은행에 근무하기도 했습니다만, 그만두고 공무원
시험을 쳐서 지금은 고향의 시청(市廳)에 근무하고 있습니다.
공무원 시험 준비중에 가슴이 조여드는 듯한 발작(發作)이 세
번 있었는데, 심장병(心臟病)은 아니라고 하였습니다.

호소(呼訴)를 본인이 쓴 대로 쓰면, 무서운 일과 불안한 일
이 있으면 자기도 모르는 사이에 머리가 꽉 조여들고 가슴이
아파 온다. 이야기하려고 하면 후두부(後頭部)에 울림증이 심
하다. 책상에 앉아 있으면, 머리가 아프지는 않지만, 조금씩 압
박되는 것 같다. 신문이나 워드프로세스 용지를 보면 점차적으

로 눈이 긴장되어 오고, 관자놀이 쪽에서 후두부(後頭部)에 걸쳐 조이는 듯하고, 심할 때는 저려오기 시작한다는 등등이었습니다. 다른 사람의 부탁을 거절하는 것이 너무 서툴러서 모두 받아들인다고 합니다. 진찰실에서의 모습을 보아도 확실히 그런 느낌을 엿볼 수 있었습니다.

내원(來院)시에는 위의 증상 때문에 휴직중(休職中)이었습니다. 변통(便通)은 3일에 1회, 잠드는 것이 힘들고, 한밤중에 잠을 잘 깨며, 식욕은 없고 구갈(口渴), 냉(冷), 어깨결림이 있었습니다. 체격은 적당한 키에 적절한 몸무게였으며, 맥(脈)은 약간 부(浮)하고, 복력(腹力)은 충분하였습니다.

변통(便通)을 자주 하면서 정신을 안정시키는 작용이 있는 시호가용골모려탕(柴胡加龍骨牡蠣湯)을 처방하였습니다.

2주일 후, 두중감(頭重感)이 조금 제거된 듯했으므로 같은 처방으로 밀고 갔습니다. 증상이 단숨에 제거되는 일은 없었지만, 조금씩 좋아지는 것 같았습니다. 결국 1년 2개월 후에 일에 복귀할 수 있었고, 지금도 복약(服藥)하면서 그럭저럭 지내고 있습니다.

오랫동안 일을 쉰 후에 복귀하는 것은 대단한 에너지를 필요로 하는데, 주위의 이해를 얻어서 일에 다시 복귀할 수 있었던 것은 다행이라고 생각합니다.

▶불안신경증(不安神經症)―잊을 수 없는 그 두려움

인간은 너무나도 무서운 체험(패닉체험)을 한번 하면, 나중에 또 같은 일이 일어나지 않을까 하고 불안해지는 것 같습니다. 이 심리가 심해진 상태가 불안신경증(不安神經症)입니다. 예를 들면 전차를 타고 있을 때 갑자기 동계(動悸)가 일어나서 가슴이 답답해진 사람이 그후 전차를 탈 수 없게 되는 것도 일종의 불안 신경증입니다.

J씨는 차를 운전하는 중에 갑자기 가슴이 답답해지고, 냉(冷)해지며, 호흡이 곤란해져서 죽는 것이 아닐까라고 생각하여 급히 차를 멈추고 구급차를 불렀습니다. 구급차로 병원에 들어갔습니다만, 특별한 이상이 없다고 하였습니다. 그러나 똑같은 발작(發作)이 몇 번이나 일어났기 때문에 당(當)병원의 정신과(精神科)를 포함하여 몇 개의 병원에 입원하였습니다. 진단은 불안신경증이었습니다. 좀처럼 증상이 제거되지 않았기 때문에 점쟁이, 기도사(祈禱士)를 방문하기도 하였습니다. 내원(來院)시에는 클로렐라를 복용중이었습니다. 정신과(精神科)로부터는 항불안약(抗不安藥)을 처방받고 있었습니다.

J씨는 신장 169cm, 체중 63kg, 변통(便通)은 3일에 1회, 잠은 잘 들지만 아침 일찍 눈이 떠지는 경향이 있었습니다. 기분은 우울하고 쉽게 피곤하고 늘 나른하다는 느낌이 있었습니다. 스스로 평(評)하는 성격은 정중하게 보이지만 갑자기 화내기 쉽다는 것이었습니다. 맥(脈)은 약간 침(沈)하고, 복력(腹力)은 충실(充實)하였습니다.

처방은 시호가용골모려탕(柴胡加龍骨牡蠣湯)을 내었습니다. 2주일 후에 내원(來院)하였을 때 약은 몸에 맞다고 생각하지만 설사(泄瀉)가 심하다는 것이었습니다. 그래서 시호가용골모려탕(柴胡加龍骨牡蠣湯)에서 대황(大黃)을 뺐습니다. 1개월 후에는 두통(頭痛)이 줄어들고 약을 먹으면 몸 상태가 좋다는 것이었습니다. 변통(便通)도 2일에 1회가 되었습니다.

그 후에도 같은 처방을 계속하여 상태가 좋아졌고, 초진(初診)으로 부터 약 8개월 경과(經過)한 현재도 복약(服藥)을 계속하고 있습니다.

▶간질(癎疾)─정신병은 아니지만

N씨는 주조회사(酒造會社)에 근무하는 29세의 남성입니다. 3세 때 간질(癎疾)이라는 진단을 받았습니다. 한 달에 1, 2회 정도 소발작(小發作)이 있었으며, 항간질약(抗癎疾藥)을 복용하고 있습니다. 그러나 항간질약 탓인지 늘 졸리고, 또 곧바로 화를 잘내고 다른 사람에게 폭력을 휘두르거나 스스로 자신을 상처 입히는 것으로 고민하고 있었습니다. 이런 일이 일에 있어서 트러블의 원인이 되기도 하는 것 같았습니다. 또 늘 목이 막혀 있는 것 같은 느낌이 있었습니다. 신장 169cm, 체중 65kg, 근육질이고 단단한 체형이었습니다. 맥(脈)은 약간 부(浮)하고, 복력(腹力)은 충분하고 흉협고만(胸脇苦滿)이 있으며 복직근(腹直筋)의 근긴장(筋緊張)이 항진(亢進)되어 있었습니다.

이와 같은 소견에서 한방약은 시박탕(柴朴湯)에 용골(龍骨)과 모려(牡蠣)를 첨가하였습니다. 2주일 후에 목의 이물감(異物感)이 약간 줄어들었다고 했으므로 같은 처방으로 밀고 갔습니다. 1개월 후에 내원(來院)했을 때에는 안절부절하는 것이 많이 없어졌고 소발작(小發作)도 거의 없다고 하였습니다. 이후에도 경과는 순조로웠습니다만, 결국 N씨는 그때에 근무했었던 회사를 그만두고, 현재는 새로운 일을 하고 있습니다.

간질(癎疾)뿐이라면, 아마 시호가용골모려탕(柴胡加龍骨牡蠣湯)을 처방했을 것이라고 생각하지만, N씨의 경우 목의 이물감(異物感)이 있었기 때문에 소시호탕(小柴胡湯)과 반하후박탕(半夏厚朴湯)의 합방(合方)인 시박탕(柴朴湯)을 사용하였습니다.

▷소화기 질환(消化器疾患)

▶만성 염증성 장(腸)질환─궤양성 대장염, 크론병

궤양성 대장염(潰瘍性大腸炎)과 크론병은 설사(泄瀉)와 하혈(下血)을 주증상(主症狀)으로 하는 것으로, 사라조피린과 스테로이드제를 사용합니다만, 좀처럼 낫기 어려운 병입니다. 이들 병에 한방약이 효과가 있었던 예(例)를 소개하겠습니다.

▷소건중탕(小建中湯)이 효과가 있었던 증례

O씨는 백화점에 근무하는 41세의 여사무원입니다. 하혈(下血)이 계속되었기 때문에 내원(來院)하였는데, 검사결과 궤양성 대장염이라고 진단받았습니다. 복약(服藥)에 의해 증상은 경감(輕減)되었습니다만, 약 1년 4개월 후 다시 하혈(下血)하게 되었고, 내원(來院)시에는 프레드닌 15mg, 린데론 좌약 0.5mg, 사라조피린 1정(錠) 등을 복용하고 있었습니다. 주소(主訴)는 하혈(下血)과 설사(泄瀉), 게다가 배변시(排便時)에 복통(腹痛)이 있는 것이었습니다. 신장 151cm, 체중 36kg으로 매우 마른 형(型)이었습니다. 변통(便通)은 1일 3회, 설사 경향, 냉성(冷性)이었습니다. 복부(腹部)는 연(軟)하고, 맥(脈)은 약간 가라앉은 가는 맥(脈)이었습니다.

우선, 하혈(下血)을 멈추게 하기 위해 지혈(止血)작용이 있는 궁귀교애탕(芎歸膠艾湯)을 처방하였습니다만, 하혈(下血)은 멈추지 않았습니다. 그래서 2주일 후부터 소건중탕(小建中湯)으로 변방(變方)하였습니다. 이번에는 효과가 있어, 2주일 후에 내원(來院)하였을 때에는 설사(泄瀉), 하혈(下血), 복통(腹

痛) 모두 가벼워졌다고 하였습니다. 그리고 3주일 후에는 하혈
(下血)이 멈추고 변(便)도 조금 단단해졌다는 것이었습니다.
이후에도 경과(經過)는 순조로워서 약 5개월 후에 프레드닌을
중지하였습니다. 약 1년 후에 행한 대장경검사(大腸鏡檢查)에
서도 결과는 양호하였습니다. 이 분은 결국 3년간 한방약을 복
약(服藥)하고 폐약(廢藥)하였습니다. 그 후에도 재발(再發)은
없었습니다.

▷ 한방약이 크론병의 관해유지(寬解維持)에 도움이 되었다고 생각하는 증례

N씨는 건축사무소에 근무하는 28세의 남성입니다. 9년 전
크론병24으로 진단받고 85kg이었던 체중이 65kg까지 감소하였
습니다. 사라조피린을 복용했습니다만, 그다지 효과가 없다고
스스로 판단하여, 내원(來院)시에는 복용하고 있지 않았습니
다. 주소(主訴)는 1일 10회에 이르는 설사(泄瀉)와 복통(腹痛)
및 요통(腰痛)이었습니다. 신장은 173cm, 체중 69kg, 원래 살
이 잘 찌는 체질이라고 하였습니다. 복력(腹力)은 중등도(中等
度)이고, 양측복부에 압통(壓痛)이 있었습니다.

검사(檢查)에서는 상행결장(上行結腸)과 하행결장(下行結
腸)에 병변(病變)이 있었습니다. 먼저, 계지가작약탕(桂枝加芍
藥湯)을 처방하였습니다. 2주일 후 가스가 잘 나오게 되었다고
말했지만, 설사(泄瀉)는 변하지 않았습니다. 그래서 소건중탕
(小建中湯)으로 변방(變方)하였습니다만, 복통(腹痛)은 계속
심해지고 게다가 발열(發熱)도 첨가되어, 드디어 1개월 후에는
입원(入院)하게 되었습니다.

절식(絶食), 고(高)칼로리 수액(輸液), 사라조피린의 재투여

---

24. Crohn's disease : 국한성회장염(局限性回腸炎, regional ileitis), 회장말단
염(回腸末端炎, terminal ileitis). (역자)

로 관해(寬解)하여, 약 3개월 후에 퇴원(退院)하였습니다. 퇴원 후에 한방약은 계지가작약탕(桂枝加芍藥湯)으로 처방하였고, 변통(便通)은 연변(軟便)으로 1일 3회 정도로 수습되었습니다. 사라조피린은 복용하지 않았습니다. 되돌아보면, 크론병의 최초 급성증악(急性增惡)은 한방약으로는 멈출 수 없었습니다만, 이후의 관해유지(寬解維持)에는 도움이 되었다고 생각합니다.

이 두가지 예(例)는 약음화방탕(弱陰和方湯)(NK-2)에 속하는 소건중탕(小建中湯)과 계지가작약탕(桂枝加芍藥湯)을 사용하였습니다만, 실증(實証)인 사람에게는 약양화방탕(弱陽和方湯)(PK-2)의 반하사심탕(半夏瀉心湯)을 사용하고 있습니다.

▶만성 간염(慢性肝炎)—소시호탕(小柴胡湯)만은 아니다

만성 간염(慢性肝炎)은 바이러스에 의해 일어나는 간장(肝臟)의 염증성 질환입니다. 병의 원인은 알고 있지만, 치료법으로는 아직 명확한 것이 없는 상태입니다. 생각지 못한 부작용이 생기는 등, 기대한 바의 결과를 얻지 못하는 경우가 종종 있습니다. 여기에서는 인터페론 치료를 했지만, 그후 발열(發熱)이 계속되고 GOT, GPT도 내리지 않았던 것이 한방약으로 증상이 경감(輕減)한 증례(症例)를 소개하겠습니다.

L씨는 C형 간염 때문에 인터페론 치료를 받고, 일단은 트란스 아미나아제가 정상화되었지만 2개월 후에는 재연(再燃)하여, 더욱 강력한 미노파겐 C주사를 6개월간 계속 맞게 되었습니다. 내원(來院)시에는 37℃대의 발열(發熱)과 권태감, 식욕부진을 호소(呼訴)하였습니다. 발열(發熱)이 계속되었기 때문에 상당히 지쳐 있는 모습이었습니다. 신장(身長)은 159cm, 체중 51kg, 수면은 불량, 잠잘 때 땀을 흘렸습니다. 발(足)의

냉(冷), 어깨결림이 있었습니다. 맥(脈)은 약간 침(沈), 세
(細). 복력(腹力)은 중등도(中等度)였습니다.

이상(以上)의 소견으로 한방약은 시호계지탕(柴胡桂枝湯)에
인삼(人蔘)을 첨가하였습니다. 약 1개월 후에는 발열(發熱)의
정도가 가벼워져서 해열제를 사용할 필요가 없어졌습니다. 약
간의 부종(浮腫)이 생겼으므로 백출(白朮)과 복령(茯苓)을 첨
가했더니 부종(浮腫)도 줄어들었습니다. GOT, GPT는 50~
150 정도이지만, 서서히 줄어드는 경향이었습니다. 그 후에는
가끔 발열(發熱)하거나 담마진(蕁麻疹)이 생기거나 했지만, 거
의 같은 처방으로 그럭저럭 지내고 있습니다.

L씨의 경우는 발열(發熱)에 시달리고 있었고 체력도 떨어져
있었기 때문에 약양화방탕(弱陽和方湯)(PK-2)에 속하는 시호
계지탕(柴胡桂枝湯)을 사용하였습니다. 좀더 체력이 있는 사람
이라면 대시호탕(大柴胡湯), 그리고 음증(陰証)인 사람이라면
시호계지건강탕(柴胡桂枝乾薑湯)이 적합합니다. 또 시호(柴胡)
가 들어 있지 않은 소건중탕(小建中湯)으로 치유된 만성 간염
의 예(例)도 있습니다. 그러므로 '만성 간염=소시호탕(小柴胡
湯)'이라는 단순한 도식(圖式)은 결코 있을 수 없습니다.

▷ 정형외과 질환(整形外科疾患)

▶RA—또 다른 이름은 만성관절 류머티즘

만성관절 류머티즘은 각소(各所)의 관절에서 염증이 일어나
동통(疼痛), 부종(浮腫), 관절의 변형(變形)을 초래하는, 여성
에게 많은 만성질환입니다. 항(抗)류머티즘제라 일컬어지는 약

(藥)과 스테로이드제가 사용되고 있고, 관절의 변형이 심할 때
에는 수술도 행해집니다. 한방약도 비교적 자주 사용되고 있는
질환입니다.

N씨는 4년 전에 일과성(一過性)으로 다리에 통증이 일어났
고, 이 때에 RA라 진단을 받았습니다. 3년 전 출산(出產)시에
도 다리의 통증이 있었습니다. 약 6개월 전부터 세번째로 다리
의 통증이 일어났고, 1개월 전부터는 하퇴(下腿)가 부어서 한
방치료를 받기 위해 내원(來院)하였습니다.

N씨는 다리를 끌면서 진찰실에 들어왔습니다. 보기에도 괴
로운 듯했습니다. 각소(各所)의 관절, 특히 무릎 관절이 아프
고 일어설 때 지탱할 것이 필요하다고 하였으며, 손가락이 부
어서 굽히거나 펴기가 어렵고, 나른하고 쉽게 피곤해진다고 호
소하였습니다. 통원(通院)중인 내과에서는 항(抗)류머티즘제,
진통제(鎭痛劑), 이뇨제(利尿劑)가 처방되어 있었습니다. 신장
(身長)은 163cm, 체중은 80kg으로 상당히 비만이었습니다. 복
력(腹力)은 충분하고 맥(脈)도 부(浮)하였습니다. 검사결과에
서는 CRP가 6.0, ESR이 53/84mm, 류머티즘 인자(因子)가
300으로, 활동성 류머티즘이라는 소견이었습니다.

처음에 방기황기탕(防己黃芪湯)을 처방했는데 요량(尿量)은
증가했지만 관절통은 변하지 않았습니다. 그래서 월비가출탕
(越婢加朮湯)에 부자(附子)와 방기(防己)를 첨가한 약방으로
변방(變方)하였습니다. 이번 약은 효과가 있었던 모양입니다.

무릎의 통증이 없어지고 부종(浮腫)도 줄어들어 체중이
77kg으로 감소했습니다. 2개월 후의 검사결과도 CRP 1.9,
ESR 36/64mm가 되고 염증소견이 경감(輕減)되었습니다. 증
상에 기복(起伏)이 있었지만 1년 후 무릎통증은 가끔 있는 정
도가 되었고, 부종(浮腫)은 완전히 없어졌으며 체중도 75kg으
로 줄었습니다.

N씨의 경우는 매우 실증(實証)이었으므로 월비가출탕(越婢加朮湯)이라는 강양화방탕(强陽和方湯)(PK-1)에 속하는 약방(藥方)을 사용하였습니다만, RA에는 체질에 따라서 여러 가지 약방(藥方)이 사용됩니다. 관절의 변형이 심하고 아주 마른 사람에게는 계작지모탕(桂芍知母湯), 무릎의 부종(浮腫)과 통증이 심하고 살결이 희고 물렁살 경향인 사람에게는 방기황기탕(防己黃芪湯), 조금 허증(虛証) 경향인 사람에게는 계지가출부탕(桂枝加朮附湯), 조금 더 체력이 있는 사람에게는 계지이월비일탕(桂枝二越婢一湯), 더욱 실증(實証)인 사람에게는 마황가출탕(麻黃加朮湯) 등을 사용합니다. 전체적으로는 한방탕(汗方湯)에 화방제(和方劑)를 편성한 처방이 많이 사용됩니다.

▶용수철 손가락(trigger finger)―더구나 야위었다

용수철 손가락이란, 좀 별스러운 이름의 병인데, 그렇게 드문 병도 아닙니다. 손가락을 움직이는 건(腱)과 그것을 감싸고 있는 건초(腱鞘)의 사이에 마찰이 많아져서 손가락을 구부리면 걸려서, 마치 용수철처럼 반발(反發)하는 것에서 이런 이름이 붙여졌습니다. 정형외과적으로는 수술해서 고치는 것인데 한방치료로 낫는 경우가 있습니다. 더구나 지금부터 소개하는 환자의 경우, 손가락의 장해 이외에도 여러 가지 좋은 변화가 있었습니다. 몸에 맞는 한방약을 먹으면 목표로 했던 증상 이외에 생각지도 못한 좋은 효과가 생기는 일이 종종 있습니다.

F씨는 54세의 주부, 양쪽 중지(中指)의 용수철 손가락과 1일에 수회 정도, 몸이 확 뜨거워져서 전신(全身)에서 구슬땀이 흐르는 증상 때문에 내원(來院)하였습니다. 그 동안은 국소주사(局所注射)를 맞고 참아왔습니다만, 최근에는 수술을 권유받았는데, 본인은 수술은 받고 싶지 않다고 생각하고 있었습니

다. 과거에 자궁근종(子宮筋腫)과 축농증(蓄膿症) 수술을 받은 적이 있고, 고혈압(高血壓) 때문에 복약(服藥)중이었습니다. 비교적 큰 몸집의 여성으로 복력(腹力)은 충분하고 우하복부(右下腹部)에 어혈(瘀血)의 압통점이 뚜렷하였습니다. 약(藥)은 마황가출탕(麻黃加朮湯)을 처방하였습니다. 2주일 후에는 조금 좋아진 것 같았으므로, 같은 처방을 계속해 갔습니다.

약 2개월 후 용수철 손가락은 상당히 개선되었고 땀이 나는 발작(發作)도 적어졌기 때문에 역시 같은 처방으로 밀고 나갔습니다. 1년 후에는 용수철 손가락이 좌중지(左中指)가 끝까지 구부려지지 않는 것 외에는 거의 증상이 없어지고, 전신(全身)에 땀을 흘리는 발작(發作)도 완전히 없어졌습니다. 또, 60kg 이었던 체중이 56kg으로 감소하고 얼굴도 몸도 견실해진 느낌이 들어서 본인은 대단히 기뻐했습니다. 초진(初診)에서 약 3년 반이 경과(經過)한 지금, 좌중지(左中指)도 완전하게 구부려지게 되었습니다. 다만, 땀을 흘리는 발작(發作)이 또 조금 일어나서, 마황가출탕(麻黃加朮湯)에 도인(桃仁), 목단피(牧丹皮), 복령(茯苓)을 첨가하여 계속 진정시켜 갔습니다. 수술이 아니면 낫지 않는다고 들었던 병이라도 이와 같이 한방약으로 낫는 경우가 있습니다.

사실은 당초에 발한발작(發汗發作)에 대해서는 그다지 생각하지 않았는데, 마황가출탕(麻黃加朮湯)으로 땀이 나지 않게 된 것에는 놀랐습니다. 이로 보면 마황가출탕(麻黃加朮湯)과 같은 강한방탕(强汗方湯)은 땀을 흘리게 할 뿐만 아니라, 땀에 관한 현상을 조절하는 약이라고 생각하는 편이 좋을 것 같습니다.

▷안과 질환(眼科疾患)

▶녹내장(綠內障)—내과의 병이라고 잘못 생각하는 일이 있다

녹내장(綠內障)은 눈 속의 안방수(眼房水)라 부르는 액체의 순환이 나빠져, 안방(眼房)의 압력이 높아지는 병입니다. 발작(發作)시에는 심한 두통이 일어나서 내과(內科)의 병이라고 잘못 생각하는 일도 있습니다.

R씨는 약 10년 전부터 안압(眼壓)이 높아지기 시작하여 5년 전부터 통증을 느끼게 되었습니다. 안과의 점안약(點眼藥)을 사용하고 있지만 좀처럼 좋아지지 않았습니다. 내원(來院)시 안압은 20 전후(前後 : 정상치 14~16), 두통과 어깨결림, 가끔 빙빙 돈다고 호소하였습니다.

이전(以前)에 양쪽 눈에 백내장(白內障) 수술을 받은 적이 있었으며, 더위를 많이 타고, 쉽게 피로해지고 명치 언저리가 쓰리고 아프다고 하였습니다. 변통(便通)은 1일 1회였습니다. 처방은 월비가출탕(越婢加朮湯)을 내었습니다. 2주일 후 내원했을 때에는 안압(眼壓)이 좌(左) 16, 우(右) 20이었습니다. 가스가 많아지고, 변통(便通)도 1일 3~4회로 늘어났다고 말했습니다.

1개월 후에는 두통과 어깨결림이 완전히 없어지고 안압(眼壓)도 좌(左) 16, 우(右) 17로 확실히 내려가서 R씨는 매우 기뻐하였습니다. 변통(便通)도 1일 1~2회로 안정되었습니다. 같은 처방을 계속해가서 약 반년 후에는 안압(眼壓)이 좌(左) 14, 우(右) 16으로 거의 정상화되었습니다. 일시(一時), 안압(眼壓)이 다시 20까지 올라간 적이 있었습니다만, 화방제(和方劑)를 증량 추가하여 다시 정상으로 되돌아갔습니다.

월비가출탕(越婢加朮湯)은 강양화방탕(强陽和方湯)(PK-1)에 속하고, 가장 강한 이뇨작용을 갖고 있는 약으로 유명합니다. 녹내장(綠內障)시에 사용하는 것은 그 이뇨작용을 기대한 것 인데, 이 R씨의 경우, 변통(便通)이 좋아진 것은 흥미있는 일 입니다. 한번은 여행용으로 엑기스제인 월비가출탕(越婢加朮 湯)을 준 적이 있었습니다만, 이것으로는 변통(便通)이 좋아지 지 않았다고 말했습니다.

▶안정피로(眼精疲勞)─일반적으로 치료법은 없다

S씨는 대학 3학년생입니다. 눈이 쉽게 피로하여 책을 읽을 수 없었습니다. 시력(視力)은 맨눈으로 우 0.01, 좌 0.01, 안경 을 쓰고 우 1.0, 좌 1.0이었습니다.

9개월 전에 우안(右眼)의 망막박리(網膜剝離)를 앓아 수술을 받았습니다. 추위를 많이 타고, 쉽게 피로하고, 설사를 자주하고, 일어섰을 때의 어지럼증이 있고 콧물이나 코막힘이 있고, 배가 당기고, 가스가 많고 복통(腹痛)도 있었습니다. 신장 174.5cm, 체중 53.9kg, 맥(脈)은 약간 부(浮), 복력(腹力)은 중등도(中等 度)이고, 복직근(腹直筋)의 연급(攣急)이 현저하였습니다.

처음에 팔미환(八味丸)을 환약(丸藥)으로 처방하였습니다. 3 주일 후 전혀 변화가 없었으므로 이번에는 전제(煎劑)로 처방 하였습니다. 그리고 1개월 후, 아직 변화가 없다고 하여 감초 (甘草), 작약(芍藥), 대조(大棗), 생강(生薑)을 추가하였습니 다. 계지가작약탕(桂枝加芍藥湯)의 합방(合方)입니다.

그리고 1개월 후 약속한 날보다 조금 늦게 찾아와서 약이 떨어졌는데, 약을 먹고 있을 때의 상태가 좋았던 것 같다고 말 했습니다. 이러한 일은 자주 있습니다. 서서히 좋아져 갈 때, 본인은 좀처럼 그 변화를 느끼지 못하는 것 같습니다. 이런 경우에는, 약이 떨어져야 비로소 그 약이 효과가 있었던 것이 아닐까라고 느끼는 것 같습니다.

그후 S씨는 약을 매우 규칙적으로 정확하게 복용하고 있으며, 눈의 증상은 조금씩 좋아지고 있습니다. 지금은 조금은 책을 읽을 수 있게 되었습니다.

▷ 신질환(腎疾患)

▶네프로제 증후군―스테로이드에서 어떻게 벗어날까

네프로제 증후군은 요중(尿中)에 단백질이 새어 나오는 병입니다. 스테로이드 호르몬으로 치료합니다만, 스테로이드의 감량(減量) 중에 종종 재발(再發)해 버리는 귀찮은 병입니다. 또 스테로이드 호르몬을 다량(多量)으로 사용하기 때문에 여러 가지 부작용도 종종 발현(發現)됩니다. 한방약을 병용하면 스테로이드의 감량(減量)이 아주 자연스럽게 진행됩니다. 성인(成人) 네프로제의 증례(症例)를 한 가지 소개하겠습니다.

I씨는 고등학교 체육교사를 하고 있는 57세의 남성입니다. 약 10개월 전, 직장(職場)에서의 검진으로 단백뇨(蛋白尿)를 지적받아, 검사해 본 결과 네프로제 증후군이라고 진단받았습니다. 부종(浮腫)이 있었기 때문에 스테로이드 호르몬인 린데론 2정 외에 이뇨제(利尿劑)인 라식스를 복용하였는데, 이것을 복용하면 컨디션이 좋지 않게 되는 일이 많았습니다.

체육교사를 하고 있었는데도, 몸을 많이 움직이지 않고, 말로 그럭저럭 근무하고 있다는 것이었습니다. 체격은 보통체격에 적당한 몸무게였으며, 맥(脈)은 약간 부(浮)하였습니다. 복력(腹力)은 중등도(中等度)였습니다. 하퇴(下腿)에는 부종(浮腫)이 보였습니다. 요(尿)검사에서는 단백이 (3+)이었으며, 혈중 알부민은 2.9g/dl로 저하되어 있었습니다.

처방은 시령탕(柴苓湯)에 계지복령환(桂枝茯苓丸)을 합방한 것을 사용하였습니다. 1개월간은 요량(尿量)이 증가한 것 외에는 특별한 변화가 없었고, 단백뇨(蛋白尿)도 변함이 없었습니다. 그러나 그후 네프로제가 재연(再燃)되어, 어쩔 수 없이 5개월 간의 입원(入院)을 하게 되었고, 면역억제제(免疫抑制劑)와 스테로이드 호르몬인 프레드닌도 60mg이라는 다량(多量)을 약 2개월간 복용(服用)해야 했습니다. 한방약을 막 먹기 시작한 때에 재발(再發)하여 좀 충격적이었지만, 마음을 다잡고, 다시 퇴원 후에는 거의 같은 내용의 한방약을 복용케 하였습니다.

그러나 이번에는 비교적 순조롭게 스테로이드의 감량(減量)이 가능했고 면역억제제(免疫抑制劑)도 중지되었습니다. 단백뇨(蛋白尿)도 극히 미량으로 되고, 언제부턴가 하퇴(下腿)의 부종(浮腫)도 소실(消失)되었습니다. 가끔 단백뇨가 증가합니다만 입원하는 일 없이 지내고 있습니다.

초진(初診)에서 약 3년 경과한 현재는, 프레드닌 10mg을 격일로 복용하고 있고 요단백(尿蛋白)은 미량의 상태를 유지하고 있습니다.

▶당뇨병성 신증(糖尿病性腎症)—몇 번의 위기를 넘기고

I씨는 약 30년 전부터 당뇨병(糖尿病)을 앓아서 인슐린 치료를 받고 있는 62세의 남성입니다. 혈당치는 140 전후로 안정되어 있었습니다만, 신기능(腎機能)이 서서히 악화되고 있어

4~5년 전에는 혈중 크레아티닌치(値)가 1.8이었던 것이 6개월 전에는 2.2, 내원(來院)시에는 3.5로 서서히 상승하고 있었습니다. I씨는 신장 164cm, 체중 64kg, 불그스레한 얼굴로 뚱뚱하게 살이 찐 사장님 타입의 남성입니다. 지금까지는 온비탕(溫脾湯)이라는 한방약을 복용해 왔는데, 이것을 먹으면 1일 10회나 설사를 한다는 것이었습니다. 혈압은 154/80mmHg, 복력(腹力)은 중등도(中等度), 맥(脈)은 약간 부(浮)하였습니다. 처방은 대시호탕(大柴胡湯)에 구어혈제(驅瘀血劑)인 도인(桃仁), 목단피(牧丹皮), 화방제(和方劑)의 복령(茯苓), 택사(澤瀉), 백출(白朮), 저령(猪苓)을 첨가한 약방(藥方)으로 하였습니다. 2개월 반 후 변통(便通)은 1일 1~2회로 되고, 크레아티닌치(値)는 3.3으로 조금이지만 내려가는 경향이었습니다. 그 후에 크레아티닌은 조금씩 상승해도 컨디션은 경과가 좋은 편이었습니다.

그런데 초진(初診)으로부터 약 9개월 후, 아침에 갑자기 호흡이 힘들어져서, 구급차를 불러서 긴급 입원하게 되었습니다. 급성심근경색(急性心筋梗塞)과 그것에 의한 폐수종(肺水腫)을 일으켰던 것이었습니다. 다른 병원에 입원중이었는데 한방약은 먹을 수 있다고 하였으므로, 오령산(五苓散)을 2배량(量)으로 변방(變方)하여 복용케 하였습니다.

일주일 후, 부인이 와서 말하기를, 소변이 잘 나오고 호흡도 편해졌고, 일시 높았던 크레아티닌치도 내렸다는 것이었습니다. 그러나 만일의 경우에 곧바로 인공투석(人工透析)을 할 수 있도록, 팔의 동정맥(動靜脈)을 연결하는 션트(shunt)수술은 해둘 것을 권했습니다. 일주일 후에는 본인이 생각한 것보다 건강한 모습으로 내원(來院)하였습니다. 크레아티닌치(値)는 4.8이 되어 있었습니다. 그후 크레아티닌치(値)는 내려가서 1개월 후에는 3.8이 되었습니다. 그러나 또 체중이 늘어나기 시작했고, 호흡이 힘들어져서 당원(當院)의 내과 진찰을 받아본 결과, 또 폐(肺)에 물이 고여 있어서, 서양약의 이뇨제 라식스를 처방받았습니다. 이것으로 단숨에 체중이 4kg 줄어들고 호흡은 편해졌지만, 일주일 후에는 다시 체중이 2kg 늘어나고, 크레아티닌도 5.1로 증가되어 있었습니다.

이틀 후 입원하여, 진찰한 결과, 크레아티닌은 7에 가깝고, 폐렴(肺炎)도 병발(倂發)해 있었습니다. 제수(除水)를 위한 투석을 하루 간격으로 행하여 물은 제거되었지만, 이번에는 혈압(血壓)이 내려가서 의식소실(意識消失)의 발작도 일어나게 되었습니다. 맥(脈)을 봤더니 평상시에는 부(浮)하던 맥이, 전혀 다른 사람처럼 침맥(沈脈)이 되어 있었습니다. 그래서 처방을 복령사역탕(茯苓四逆湯)으로 변경하였습니다. 변방(變方) 후에는 요량(尿量)이 증가하고 현기증(眩氣症)도 줄어들어, 투석(透析)을 하지 않고도 경과가 많이 좋아졌습니다. 또한 7까지 올랐던 크레아티닌도 3.9까지 내려가서 약 1개월의 입원으로 무사히 퇴원할 수 있었습니다. 그 후에는 동처방(同處方)을 계속하여 크레아티닌치(値)는 4 전후로 변해 갔습니다.

초진(初診)시부터 약 1년 반이 경과한 현재는, 처방을 월비가출탕(越婢加朮湯)에 대황(大黃)을 많이 첨가한 약방(藥方)으로 하고 있습니다. 크레아티닌치(値)는 4~5 정도입니다.

당뇨병성 신증(腎症)은 크레아티닌치(値)가 오르기 시작하면 「저것이다」라는 사이에 올라가고, 투석(透析)을 하지 않을 수 없게 되는 것이 통례입니다. I씨의 경우는 두 번 정도, 상당히 위험한 장면이 있었지만 그때마다 한방약이 잘 들어서 위기를 넘기고 현재에 이르고 있습니다.

▷ 비뇨기과 질환(泌尿器科疾患)

▶ 방광염(膀胱炎)―균(菌)은 없는데

방광염(膀胱炎)이란 방광(膀胱)에 대장균(大腸菌) 등이 감염되어 배뇨통(排尿痛), 빈뇨(頻尿), 불쾌감(不快感) 등을 초래하는 상태입니다. 그러나 방광염 증상이 지속되더라도, 검사를 해보면 균(菌)이 없는 경우가 종종 있습니다. 이러한 경우를 무균성 방광염(無菌性膀胱炎)이라고 합니다. 균이 있으면 항생물질(抗生物質)과 항균제(抗菌劑)를 투여하면 되지만, 무균성 방광염의 경우, 균이 없으므로 대처방법이 없습니다. 그러나 이러한 때에도 한방에서는 대처할 수 있는 방법이 있습니다.

L씨는 평소부터 요(尿)의 횟수가 많은 경향이었습니다만, 2개월 전부터 그 정도가 심하여져서 비뇨기과(泌尿器科)에 다니고 있습니다. 조영검사(造影檢查)까지 했습니다만, 이상(異常)이 발견되지 않았습니다. 2종류의 항생물실(抗生物質)로 치료받고 있었는데, 물론 효과가 없었습니다. 내원(來院)시 요(尿)의 횟수는 10회 이상이었고, 배뇨(排尿)에 힘이 들며 잔뇨감(殘尿感)이 있었습니다.

맥(脈)은 약간 침(沈)하고, 복력(腹力)은 중등도(中等度)이고, 어혈(瘀血)의 압통점이 있었습니다. 저령탕(猪苓湯)을 2배량(量)으로 처방하였습니다. 2일째부터 요(尿)가 잘 나오게 되고 횟수도 줄었습니다. 3주로 완치(完治)되었습니다. 이것은 나의 첫 한방환자였습니다.

▷순환기 질환(循環器疾患)

▶부정맥(不整脈)—내과(內科) 선생님이 놀라다

O씨(66세, 여성)는 손가락의 가려움을 동반한 습진(濕疹) 때문에 내원(來院)하였습니다. 가까운 피부과(皮膚科)에서 스테로이드외용약을 받았는데, 도무지 좋아지기는커녕, 내원(來院)한 여름에는 단숨에 확산(擴散)되어 버렸습니다. 자녀가 2명, 중절(中絶)이 3회, 자궁(子宮)외 임신의 전력(前歷)이 있었습니다. 또 부정맥(不整脈) 때문에 복약(服藥)중이었습니다. 냉성(冷性)이며 얼굴과 수족(手足)이 잘 상기(上氣)되는 경향이었습니다. 신장은 150cm, 체중은 46kg, 복력(腹力)은 중등도(中等度)이고, 좌하복부에 압통점(壓痛點)이 현저하였습니다. 습진은 손가락과 손바닥에 있고, 증상이 심한 손가락에는 사무실에서 사용하는 손가락색(sack)을 하고 있었습니다.

이상(以上)의 소견(所見)으로 한방약은 당귀작약산(當歸芍藥散)을 전제(煎劑)로 처방하였습니다. 2주일 후 손가락의 습진은 개선되었지만, 체간부(體幹部)와 팔에 점상(點狀)의 습진이 출현하였습니다. 전체적으로 보면 좋아지고 있는 것 같아서 같은 처방에 의이인(薏苡仁)을 첨가하여 계속하였습니다. 그렇게 치료하는 동안, 부정맥(不整脈)약을 끊으면 습진이 좋아지고, 재개(再開)하면 증악(增惡)하는 것을 알게 되었습니다. 그래서 부정맥(不整脈)도 한방약으로 치료할 목적으로, 동(同)처방에 도인(桃仁), 목단피(牧丹皮), 행인(杏仁), 감초(甘草)를 추가하였습니다. 행인(杏仁)과 감초(甘草)를 추가한 것은 복령행인감초탕(茯苓杏仁甘草湯)이라는 뜻입니다. 그랬더니 부정맥

(不整脈)이 깨끗하게 사라지고, 항부정맥제(抗不整脈劑)도 먹을 필요가 없게 되었습니다. 습진도 거의 사라졌습니다. 수년 동안 부정맥(不整脈) 때문에 다녔던 내과(內科) 선생님이 매우 놀랐다고 하였습니다.

당귀작약산(當歸芍藥散)은 여러 가지 질환에 널리 사용할 수 있는 한방약입니다. 특히 중절수술(中絶手術)과 유산(流産)을 반복한 전력(前歷)이 있고 비교적 허증(虛証)인 부인(婦人)에게는 좋은 약방(藥方)입니다. 중절수술은 나중에 여러 가지 병의 원인이 되는 일이 많은 것 같습니다.

┊┄┄┄▷ 이비인후과 질환(耳鼻咽喉科疾患)

▶ 만성 부비강염(慢性副鼻腔炎)―이른바 축농증(蓄膿症)

만성 부비강염(慢性副鼻腔炎), 이른바 축농증(蓄膿症)은 본래 공기가 들어 있어야 할 안면골(顔面骨) 속의 부비강(副鼻腔)에 농(膿)이 쌓여버리는 병입니다. 감기에 걸려서 코가 막혔을 때의 불쾌감은 누구나 다 경험하여 보았을 것이라고 생각합니다만, 만성 부비강염에서는 늘 그와 같은 증상이 계속되고 있기 때문에, 그 병의 중증도(重症度) 이상(以上)으로 복잡한 증상을 일으키는 병이라고 할 수 있습니다.

M군은 고등학교 2학년 학생으로, 고1 겨울에 두통(頭痛), 구토(嘔吐), 미열(微熱) 등이 있었는데 만성 부비강염(慢性副鼻腔炎)이라고 진단받았습니다. 이비과(耳鼻科)에 통원(通院)하며 치료를 받았는데 증상이 개선되지 않아서, 고2 여름방학 때 수술을 받았습니다. 그러나 아무리 해도 증상이 개선되지

않았습니다. 그래서 약 반년 후 한방치료를 희망하여 당원(當院)에 내원(來院)하였습니다.

증상은 이전(以前)과 같이 두통(頭痛), 구토(嘔吐), 37℃대의 미열(微熱), 콧물 등이었습니다. 이들 증상 때문에 체육수업을 받을 수 없고, 또 공부에도 집중할 수 없다고 호소하였습니다. 신장은 163cm, 체격도 단단하고 복력(腹力)도 충분하였습니다. 현기증(眩氣症)과 일어섰을 때의 어지럼증이 있었습니다.

이상(以上)의 소견으로 갈근탕(葛根湯)에 백출(白朮), 복령(茯苓), 택사(澤瀉)를 첨가한 약방을 처방하였습니다. 2주일 후에는 두통(頭痛)과 구토(嘔吐)가 경감(輕減)되고 미열(微熱)도 없어져, 아침결에는 36.5℃ 정도로 되었으며, 현기증(眩氣症)도 없어지고, 콧물색이 녹색에서 백색으로 변했습니다. 매우 좋은 징후였으므로 처방을 계속해 갔더니, 4개월 후에는 거의 증상이 없어져서, 체육수업도 받을 수 없었던 것이 지금은 클럽활동인 배구도 할 수 있게 되었다고 매우 기뻐하였습니다.

단순하게, 만성 부비강염은 부비강(副鼻腔)에 농(膿)이 쌓여 있기 때문에 수술로 그것을 제거하면 괜찮다고 생각하고 치료하여 보면[생체(生體)는 마음에 들지 않는 건지], 좀처럼 쉽게 증상이 개선되지 않는 경우를 종종 볼 수 있습니다. 이 예(例)의 경우 갈근탕(葛根湯)의 가미방(加味方)이 효과가 있었던 것 같습니다.

▷ 기타(其他)

▶두통(頭痛)—지병(持病)이라도 체념할 필요는 없다

두통(頭痛) 때문에 진통제(鎭痛劑)를 상용(常用)하고 있는 사람이 많다고 생각합니다만, 지금부터 소개해 드릴 사람의 경우, 심할 때에는 구토(嘔吐)를 수반한 극심한 두통이 2, 3일에 한번씩 일어나는 사람이었습니다. 피린계(系)의 약을 먹으면 입안이 저려오는 부작용이 있었으므로 함부로 두통약을 먹을 수도 없는 상태였습니다.

M씨는 53세의 주부로 젊었을 때부터 두통을 달고 다녔습니다. 최근에는 지끈지끈하는 두통이 2, 3일에 1회 정도 일어나고, 1, 2개월에 1회는 구토를 동반할 정도로 심해진다고 말했습니다. 2년 전, 한방약국에서 한방약을 지어서 6개월간 복용하여 조금 좋아졌던 경험을 가지고 있었습니다. 자녀가 6명, 중절(中絶)이 2회, 자궁근종(子宮筋腫) 수술을 한 적이 있었습니다. 목덜미와 어깨의 결림이 심하고, 심할 때는 눈안이 아프고, 현기증(眩氣症)이 가끔 발생하고, 이명(耳鳴)이 늘 있었습니다. 수족(手足)의 냉(冷)이 심하고 명치가 막히는 느낌이 있고, 위장도 약하다고 했습니다. 복력(腹力)은 중(中)~연(軟), 맥(脈)은 약간 부(浮)하였습니다.

두통의 성상(性狀)이 편두통(偏頭痛)에 가까웠으므로 먼저, 편두통의 특효약이라고도 할 수 있는 오수유탕(吳茱萸湯)에 도인(桃仁)과 목단피(牧丹皮)를 첨가하여 처방했는데, 통증의 정도는 가벼워졌지만, 빈도(頻度)는 변하지 않았다고 말했습니다. 그래서 인삼탕(人蔘湯)에 계지(桂枝)를 첨가한 처방으로

변경하였습니다. 이번 약은 괜찮았던 것 같았습니다. 3주일 후
에 두통의 빈도(頻度), 정도(程度) 모두 줄어들었다고 보고(報
告)하였습니다. 약(約) 2개월 후 두통(頭痛)은 일주일에 1회로
줄어들었고, 정도(程度)도 훨씬 가벼워졌습니다. 흥미있는 것
은 두통이 일어나기 전에는 꼭 요량(尿量)이 줄어드는 현상이
있다는 것이었습니다. 두통에 체내의 수분상태가 관여하고 있
는 것을 엿보게 하는 현상입니다. 인삼탕(人蔘湯)의 구성은
(Atra Gi La Zinsic)으로, 수분조절작용(水分調節作用)이 있는
생약으로 되어 있습니다.

처방집

처방집(處方集)에서는, 먼저 고방(古方)의 대표적인 처방과 자주 사용되는 후세방(後世方) 처방을(합계 65처방) 총론에서 기술(記述)한 이론에 따라서 해설해 가겠습니다.

이것 외에도 유용한 처방은 많이 있습니다만, 여기에서는 필자에게 친숙한 처방으로 제한하겠습니다. 또 실제로 임상에서 사용하는 처방수(處方數)는 숙련자가 될수록 의외로 적은 것 같습니다. 각각의 처방의 성질을 파악할 수 있으면, 그것만으로 충분하다고 생각하는 것 같습니다.

해설항목은 아래와 같습니다.

1. 구성식(構成式)

처방의 구성생약(構成生藥)을 생략기호(省略記號)로 표현합니다. 음독(音讀)하여 암기하는 것을 권하고 싶습니다.

2. 구조식(構造式)

한방약의 이른바 「화학구조식(化學構造式)」입니다. 일목요연하게 탕(湯)의 성격을 파악할 수 있습니다.

3. 기본목표

'처방을 어떤 경우에 사용할 것인가'를 나타내는 기준(基準)입니다. 고방(古方)의 처방에 대해서는 「유취방광의(類聚方廣義)」[문헌4]에서 인용하였고, 후세방(後世方)의 처방에 대해서는 「한방처방해설(漢方處方解說)·야카츠 저(矢數道明著)」[문헌5]에서 인용하였습니다. 이러한 기준의 근원은 요시마스(吉益東洞)의 「방극(方極)」으로 거슬러 올라가는 것으로 옛날부터 대단히 중요시 되어온 말입니다.

일반적으로 처방이 구성되면, 그 처방에는 독특한 성격이 생기게 되는데, 그것은 구성생약의 약능(藥能)만으로는 추정하기

곤란한 것입니다. 마치 산소(酸素)와 수소(水素)의 성질을 아무리 연구해도 산소와 수소가 결합한 물의 성질은 모른다는 것과 같습니다. 경험적으로 알려져 온 처방의 성격을 알기 위해서는 가능하면 이것도 암기하길 바라는 항목입니다.

4. 용량(用量)

여러 가지 처방에 있어서 사용되는 생약의 용량은 서적(書籍)에 따라서 가지각색입니다. 이 책에서의 생약의 양은 가능한 한 적은 양을 정수(整數)로 하고 있습니다. 단위는 g/1day의 양(量)입니다. [여기에 나타낸 생강(Zin)은 날(生)생강의 양입니다. 일반적으로 유통되고 있는 생강은 건생강(乾生薑)이라 부르는 것으로 생강을 건조한 것이기 때문에 여기에 나타낸 양의 약 1/3이 적량입니다.]

5. 탕(湯)의 생약구성과 기본성격

총론에서 기술한 이론에 따라서 탕(湯)의 생약구성과 구성에서 이끌어낸 탕의 기본성격을 해설하겠습니다.

6. 응용

지금까지의 성서(成書)에 나오는 여러 가지 응용례(應用例)를 참고로 정리해 둔 것입니다. 물론 이 이외의 사용법도 가능합니다.

7. 비고

이상(以上)에 해당되지 않는 사항에 대해서, 여기에서 고찰해 가겠습니다.

(차례 중 *를 붙인 처방은 5, 6, 7을 생략했습니다.)

▷강한방탕(强汗方湯) (S-1)

▶마황탕(麻黃湯)

▷구성식(構成式)

Ci Ephe La Pru

Ci[계지(桂枝)], Ephe[마황(麻黃)], La[감초(甘草)], Pru[행인(杏仁)]

▷구조식(構造式)

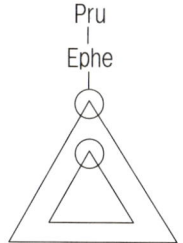

▷기본목표 [유취방광의(類聚方廣義)―제55번]

○천이무한(喘而無汗) 두통(頭痛) 발한(發汗) 오한(惡寒) 신체동통자(身體疼痛者)

[숨을 헐떡이고, 땀이 없고, 두통, 발열, 오한(惡寒), 신체동통(身體疼痛)하는 자]

▷용량

Ci	Ephe	La	Pru
2	3	2	4

▷탕(湯)의 생약구성과 기본성격

○제1류약은 Ci와 La의 한방제(汗方劑)뿐이고, 제2류약도 Ephe와 Pru의 한방제(汗方劑)뿐입니다.

〈Ci La〉(Ephe)의 편성이므로 기본 8탕의 분류에서는 강한방탕(强汗方湯) (S-1)에 속하게 됩니다.

매우 강력한 발한(發汗)작용을 가진 한방탕(汗方湯)입니다. 왜냐하면 제1류약이 Ci와 La의 한방제(汗方劑)뿐이고, 제2류약도 Ephe와 Pru의 한방제(汗方劑)뿐이기 때문입니다.

두통, 관절통, 근육통이 있고 매우 심할 때에는 천해(喘咳)가 있는 듯한 병태(病態)로, 주로 충분히 발한(發汗)시킴에 따라 그 이상상태가 개선되는 듯한 병태(病態)가 이 탕(湯)의 적응 병태(病態)로 됩니다. 급성병태(急性病態)에서는 발한 오한이 있는 것이 보통이지만, 만성병태(慢性病態)에서는 없는 것이 일반적입니다.

▷응용

1. 감기를 포함한 각종 열성병의 초기 및 중기.
2. 기관지염, 폐렴 및 기관지 천식.
3. 관절 류머티즘의 초기.
4. 코막힘, 코피.
5. 야뇨증.
6. 각종 관절통 및 근육통.
7. 기타 충분한 발한(發汗)에 의해 그 이상상태가 개선된다고 생각되는 모든 병태에 적응가능.

▷비고

1. 옛날 사람들은 폐(肺)에 고인 수분(水分)이 천해(喘咳)의 근본이 되고, 근육이나 관절내에 고인 수분(水分)이 근육통(筋

肉痛)과 관절통(關節痛)이 된다고 생각했는지도 모릅니다. 실제로, 마황탕(麻黃湯) 등에 의해 충분히 발한(發汗)시키면, 이에 따라 그 증상들은 제거되어 갑니다.

2. Ephe는 Ephedra sinica[마황(麻黃)]의 생략기호이고, Pru는 Prunus armeniaca[행인(杏仁)]의 생략기호입니다.

3. 이 탕(湯)에 백출을 첨가한 마황가출탕(麻黃加朮湯)에 의해 치유된 용수철 손가락의 증례를 증례집에 게재해 두었습니다. 이 예(例)에서는 또한 도인(桃仁)과 목단피(牧丹皮), 복령(茯苓)을 첨가하여 하루에 수회 일어나는 심한 발한발작(發汗發作)도 경감(輕減)시켰습니다.

▶대청룡탕(大靑龍湯)

▷구성식(構成式)

Ci Ephe Gypsu La Pru Zi Zin

Ci[계지(桂枝)],　Ephe[마황(麻黃)],　Gypsu[석고(石膏)], La[감초(甘草)], Pru[행인(杏仁)], Zi[대조(大棗)], Zin[생강(生薑)]

▷구조식(構造式)

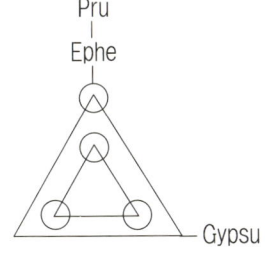

▷기본목표 [유취방광의(類聚方廣義)—제66번]

ㅇ천급해수(喘及咳嗽) 갈욕음수(渴欲飮水) 상충(上衝) 혹신
동(或身疼) 오풍한유자(惡風寒有者)

[천(喘) 및 해수(咳嗽)하고 목이 말라 물을 마시고 싶어
하며 상충(上衝)하고, 혹은 신동(身疼)하고 오풍한(惡風
寒)하는 자(者)]

▷용량

Ci	Ephe	Gypsu	La	Pru	Zi	Zin
2	6	12	2	2	3	3

▷탕(湯)의 생약구성과 기본성격

ㅇ제1류약은 Ci와 La의 한방제(汗方劑), 그리고 Zi의 하방
제(下方劑)와 Zin의 화방제(和方劑)입니다. 제2류약은 Ephe와
Pru의 한방제(汗方劑), 그리고 Gypsu의 화방제(和方劑)입니
다.

〈Ci La〉〈Ephe〉의 배합이므로 기본 8탕의 분류에서는 강한
방탕(强汗方湯)(S-1)에 속하게 됩니다.

매우 강력한 발한(發汗)작용을 가진 한방탕(汗方湯)입니다.
마황탕과 비교하면, 제1류약에 Ci와 La의 한방제(汗方劑) 외
에 하방제(下方劑)인 Zi와 화방제(和方劑)인 Zin이 있고, 그리
고 제2류약으로 화방제(和方劑)인 Gypsu가 있으므로 단순히
생각하면 발한(發汗)작용은 약해질 것이라고 생각됩니다. 그러
나 실제는 마황탕보다 강력한 발한(發汗)작용이 있습니다.

이것은 마황탕에서는 마황이 3량(兩)인데 비해, 대청룡탕(大
靑龍湯)의 경우는 6량(兩)으로 배량(倍量)이 되기 때문이라고
생각됩니다.

마황탕보다 발한(發汗)작용이 강할 뿐만 아니라 Zi, Zin이

추가되어 있고 특별히 Gypsu가 추가되어 있기 때문에 구갈(口渴)의 개선작용 등, 마황탕과는 어딘가 다른 탕(湯)이 됩니다.

▷응용

1. 마황탕의 적응병태와 완전히 같지만, 마황탕보다도 더욱 체력이 충분하고 구갈(口渴)이 있으며 증상이 심한 병태에 적용됩니다. 즉 각종 열성병, 눈병(眼病), 피부병, 급성신염, 기관지염, 폐렴, 기관지 천식, 관절 류머티즘, 신경통, 근육통 등에 응용할 수 있습니다.

2. 기타 충분한 발한(發汗)에 의해, 그 이상상태가 개선된다고 생각되는 모든 병태(病態)에 적응가능합니다.

▷비고

1. 일반적으로 두려워 할 정도의 극단적인 발한(發汗)작용은 없으므로, 마황탕을 사용할 수 있을 만큼의 체력이 있으면 충분히 사용할 수 있습니다.

2. Gypsu는 Gypsum[석고(石膏)]의 생략기호이고, Zi는 Zizyphus vulgaris[대조(大棗)], Zin은 Zingiber offcinale[생강(生薑)]의 생략기호입니다.

▶갈근탕(葛根湯)

▷구성식(構成式)

Ci Ephe La Pa Pu Zi Zin

Ci[계지(桂枝)], Ephe[마황(麻黃)], La[감초(甘草)], Pa[작약(芍藥)], Pu[갈근(葛根)], Zi[대조(大棗)], Zin[생강(生薑)]

▷구조식(構造式)

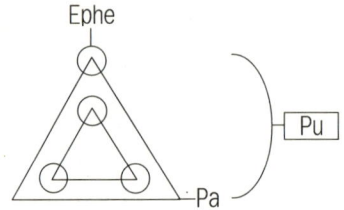

▷기본목표 [유취방광의(類聚方廣義)—제72번]

○항배강급(項背强急) 발열오풍(發熱惡風) 혹천혹신동통자
(或喘或身疼痛者)

[항배강급(項背强急)하고, 발열오풍(發熱惡風)하며, 혹은
숨이 차고 혹은 신동통(身疼痛)하는 자(者)]

▷용량

Ci	Ephe	La	Pa	Pu	Zi	Zin
2	3	2	2	4	3	3

▷탕(湯)의 생약구성과 기본성격

○제1류약은 Ci와 La의 한방제(汗方劑), 그리고 Zi의 하방
제(下方劑)와 Zin의 화방제(和方劑)입니다. 제2류약은 Ephe의
한방제(汗方劑)와 Pa의 화방제(和方劑)이고, 제3류약은 Pu의
한방제(汗方劑)입니다.

〈Ci La〉〈Ephe〉의 배합이므로 기본 8탕의 분류에서는 강한
방탕(强汗方湯)〈S-1〉에 속하게 됩니다.

상당한 발한(發汗)작용을 가진 한방탕(汗方湯)이지만, 마황
탕만큼은 아닙니다. 왜냐하면 〈Ci La〉〈Ephe〉의 배합에 의한
한방(汗方)작용(발한작용) 외에 〈La Zin〉〈Pa〉의 배합에 의한
화방작용(이뇨작용)과 〈La Zi〉〈Pa〉의 배합에 의한 하방작용

(반설사작용)도 있는 한방탕(汗方湯)이기 때문입니다.

그러나 마황탕보다는 하방(下方)작용과 화방(和方)작용이 있고, 거기에 Pa의 근긴장(筋緊張)을 제거하는 작용과 Pu의 어깨와 목덜미의 결림을 제거하는 작용도 첨가되어, 한층 더 응용범위가 넓은 탕(湯)입니다.

▷응용

1. 감기를 비롯한 주요한 열성병(熱性病)의 초기 및 중기.
2. 각종 화농성(化膿性) 질환.
3. 각종 이비과(耳鼻科) 질환 [축농증, 비염, 취비증(臭鼻症), 후각(嗅覺)장애].
4. 각종 안과 질환 [맥립종(麥粒腫), 안검연염(眼瞼緣炎), 누낭염(淚囊炎), 결막염(結膜炎), 홍채염(虹彩炎), 망막염(網膜炎)].
5. 각종 피부과 질환 (습진, 담마진, 피부염, 기타)
6. 각종 치과 질환 [치병(齒病), 치은종양(齒齦腫瘍)].
7. 각종 정형외과 질환 (어깨결림, 오십견, 요통, 만성관절 류머티즘, 기타)
8. 급성 장염(腸炎), 급성 대장염 등 설사의 초기.
9. 파상풍(破傷風)의 초기.
10. 기타 충분한 발한(發汗)에 의해서 그 이상상태가 개선된다고 생각되는 모든 병태(病態)에 적응가능.

▷비고

1. 감기의 초기 등에서는 가장 고빈도(高頻度)로 사용되는 탕(湯)이라고 생각됩니다. 마황탕(麻黃湯)과 계지탕(桂枝湯)의 중간과도 같은 생약구성이기 때문에, 적용범위가 그만큼 넓은 것입니다.

2. 감기 이외에도 매우 널리 응용되는 약방이고, 특히 백출(白朮)과 부자(附子)를 첨가하여 갈근가출부탕(葛根加朮附湯)으로 한 것은 신경통이나 만성관절 류머티즘, 이비과 질환 등에 널리 응용되고 있습니다.

3. 기타, 대황(大黃)과 길경(桔梗), 석고(石膏)와 의이인(薏苡仁) 등을 첨가하여 각종 병태(病態)에 사용되고 있습니다.

4. Pu는 Pueraria lobata[갈근(葛根)]의 생략기호입니다.

▶마황가출탕(麻黃加朮湯)

▷구성식(構成式)
Atra Ci Ephe La Pru

Atra[백출(白朮)], Ci[계지(桂枝)], Ephe[마황(麻黃)], La[감초(甘草)], Pru[행인(杏仁)]

▷구조식(構造式)

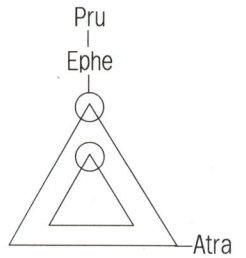

▷기본목표 [유취방광의(類聚方廣義)―제56번]
○마황탕증(麻黃湯証) 이소변불리자(而小便不利者)

[마황탕증(麻黃湯証)으로 소변이 불리(不利)한 자(者)]

▷용량

Atra	Ci	Ephe	La	Pru
4	2	3	2	4

▷탕(湯)의 생약구성과 기본성격

○제1류약은 Ci와 La의 한방제(汗方劑)뿐이고, 제2류약은 Ephe와 Pru의 한방제(汗方劑)와 Atra의 화방제(和方劑)입니다.

〈Ci La〉(Ephe)의 배합이므로 기본 8탕의 분류에서는 강한방탕(强汗方湯) (S-1)에 속하게 됩니다.

강력한 발한(發汗)작용과 이뇨(利尿)작용을 가진 한방탕(汗方湯)입니다. 왜냐하면 강력한 발한(發汗)작용을 가진 마황탕에 백출(白朮)이 추가되어, 이뇨(利尿)작용과 통증을 억제하는 작용이 추가되기 때문입니다.

마황탕에 비하면 Atra가 추가된 분량만큼, 발한(發汗)작용은 약해질 것이 예상되지만 「신체통(身體痛)」의 개선작용은 강해질 것입니다.

▷응용

1. 각종 관절통 및 근육통.
2. 만성관절 류머티즘의 초기.
3. 급성신염 및 기타 원인의 부종(浮腫).
4. 탄산가스 중독.
5. 기타 마황탕 적응병태와 그 유증(類証).

▷비고

1. 유취방광의(類聚方廣義)의 주석(註釋)을 보면, '습기(濕氣)와 열기(熱氣)가 밀폐되어 있는 곳에서 졸도 기절한 사람

에게는 이 탕(湯)의 대제(大劑)를 연복(連服)시키면 좋다'는 기록이 있습니다. 예를 들면 산에 가서 독기(毒氣)가 있는 안개 속에 들어가거나 동굴이나 우물 안에 들어가거나 또는 국실(麴室: 누룩을 뜨게 하는 방) 등에 들어간 경우입니다. 탄산가스 중독과 산소결핍 상태가 주요한 원인이라 생각됩니다.

2. 또 같은 주석(註釋)에서 '천성(天性)이 약한 부인(婦人)이, 임신할 때마다 수종(水腫)하고 타태(墮胎)하는 사람으로, 월비가출탕(越婢加朮湯)이나 목방기탕(木防己湯) 등을 사용하면, 바로 타태(墮胎)하는 사람에게는, 이 마황가출탕(麻黃加朮湯)을 사용하면 좋다'는 것이 쓰여져 있습니다. 앞의 2탕(湯)에서는 석고(石膏)가 공유(共有)되어 있습니다만, 이것이 어떤 관계가 있는지는 불분명합니다.

3. 이 탕(湯)으로 치유(治癒)된 용수철 손가락의 증례를 증례집에 게재해 두었습니다. 이 예(例)에서는 또한 Pe[도인(桃仁)]와 Mo[목단피(牧丹皮)], Ho[복령(茯苓)]를 첨가하여, 1일에 수회 일어나는 심한 발한발작(發汗發作)도 경감(輕減)시켰습니다.

4. Atra는 Atractylis ovata[백출(白朮)]의 생략기호입니다.

▶계지이월비일탕(桂枝二越婢一湯)

▷구성식(構成式)

Ci Ephe Gypsu La Pa Zi Zin

Ci[계지(桂枝)], Ephe[마황(麻黃)], Gypsu[석고(石膏)], La[감초(甘草)], Pa[작약(芍藥)], Zi[대조(大棗)], Zin[생강(生薑)]

▷구조식(構造式)

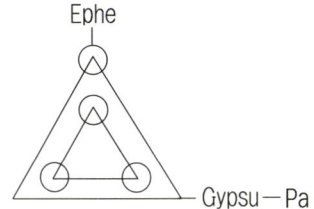

▷기본목표 [유취방광의(類聚方廣義)—제24번]

○ 계지탕증다(桂枝湯証多) 월비탕증소자(越婢湯証少者)

[계지탕증(桂枝湯証)이 많고 월비탕증(越婢湯証)이 적은 자(者)]

▷용량

Ci	Ephe	Gypsu	La	Pa	Zi	Zin
3	3	4	2	3	3	3

▷탕(湯)의 생약구성과 기본성격

○ 제1류약은 Ci와 La의 한방제(汗方劑), 그리고 Zi의 하방제(下方劑)와 Zin의 화방제(和方劑)이고, 제2류약은 Ephe의 한방제(汗方劑)와 Gypsu, Pa의 화방제(和方劑)입니다.

〈Ci La〉(Ephe)의 배합이므로 기본 8탕의 분류에서는 강한방탕(强汗方湯) (S-1)에 속하게 됩니다.

중등도(中等度)의 발한(發汗)작용과 중등도(中等度)의 이뇨(利尿)작용을 갖고 있는 한방탕(汗方湯)입니다. 왜냐하면 〈Ci La〉(Ephe)의 배합에 의한 발한(發汗)작용과 〈La Zi Zin〉(Ephe Gypsu Pa)의 배합이 갖는 화방(和方)작용이 이 탕(湯)에 있기 때문입니다.

▷응용

1. 열성병으로 발열오한(發熱惡寒)하고, 두통이 있고 신동요통(身疼腰痛)이 있고, 해수(咳漱), 구갈(口渴) 등이 있는 상태.

2. 관절 류머티즘, 근육 또는 관절동통(關節疼痛)이 있고, 약한 부종(浮腫) 또는 관절종창(關節腫脹) 등이 있는 상태.

▷비고

1. [계지탕(桂枝湯)] + [마황(麻黃)3g] + [석고(石膏)4g]으로 계지이월비일탕(桂枝二越婢一湯)의 대용(代用)이 됩니다. 칭량(秤量)이 간편하고 방의(方意)도 명확합니다. 그리고 이뇨효과를 증강하고 싶을 때에는 [마황(麻黃)6g] + [석고(石膏)8g]으로 할 수도 있고, 만약 마황(麻黃)이 너무 많다고 생각될 때에는 [마황(麻黃)1.5g] + [석고(石膏)2g]으로 하는 것도 가능합니다.

2. 본방(本方)은 그렇게 많은 사람에게 애용(愛用)되고 있는 탕(湯)은 아닌 것 같지만, 우리 병원에서는 본방(本方)에 출(朮)·부자(附子)를 넣어서, 만성관절 류머티즘 환자에게 다용(多用)하고 있습니다.

▶소청룡탕(小靑龍湯)

▷구성식(構成式)

Asa Ci Ephe La Pa Pi Schi Zinsic

Asa[세신(細辛)], Ci[계지(桂枝)], Ephe[마황(麻黃)], La[감초(甘草)], Pa[작약(芍藥)], Pi[반하(半夏)], Schi[오미자(五味子)], Zinsic[건강(乾薑)]

▷구조식(構造式)

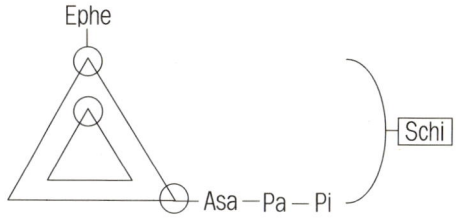

▷기본목표 [유취방광의(類聚方廣義)—제65번]

○해천(咳喘) 상충(上衝) 두통(頭痛) 발열(發熱) 오풍(惡風) 건구자(乾嘔者)

[해천(咳喘), 상충(上衝), 두통(頭痛), 발열(發熱), 오풍(惡風), 건구(乾嘔)하는 자(者)]

▷용량

Asa	Ci	Ephe	La	Pa	Pi	Schi	Zinsic
3	3	3	3	3	8	3	3

▷탕(湯)의 생약구성과 기본성격

○제1류약은 Ci와 La의 한방제(汗方劑), 그리고 Zinsic의 화방제(和方劑)이고, 제2류약은 Ephe의 한방제(汗方劑)와 Asa, Pa, Pi의 화방제(和方劑)이고, 제3류약은 Schi의 화방제(和方劑)입니다.

〈Ci La〉(Ephe)의 배합이므로 기본 8탕의 분류에서는 강한방탕(強汗方湯)(S-1)에 속하게 됩니다.

상당한 발한(發汗)작용과 매우 강력한 이뇨(利尿)작용을 가진 한방탕(汗方湯)입니다. 왜냐하면 〈Ci La〉(Ephe)의 배합에 의한 강력한 발한(發汗)작용이 있지만, 기타 화방제(和方劑)의 추가에 의한 반(反)발한작용이 있으므로 발한(發汗)작용은 약해지고, 대신에 Zinsic, Asa, Pa, Pi, Schi 등의 배합에 의한 강력한 이뇨(利尿)작용이 추가됩니다.

이러한 기본작용에다가 Asa와 Schi의 「천(喘)·해(咳)」개선작용이 추가되어, 이 탕(湯)은 체내에 이상(異常)적으로 정체되어 있는 수분을 발한(發汗)과 이뇨(利尿)에 의해 제거해 가면서 「천(喘)·해(咳)」를 개선해 가는 기본성격을 갖게 됩니다.

▷응용
1. 감기, 유행성감기 등에서 해수(咳嗽)가 많은 상태.
2. 기관지염 및 기관지 천식.
3. 폐렴, 폐기종(肺氣腫) 및 기관지확장증(氣管支擴張症).
4. 알레르기성 비염 및 소아천식.
5. 급성신염(急性腎炎) 및 네프로제에 의한 부종(浮腫).
6. 폐수종(肺水腫)의 초기와 백일해(百日咳).
7. 급성관절염과 습성(濕性)늑막염.
8. 습진.
9. 기타, 충분한 발한(發汗)과 이뇨(利尿)에 의해 그 이상상태가 개선될 것이라고 생각되는 모든 병태(病態)에 적응 가능.

▷비고
1. 이 탕(湯)에 대해서는 매우 많은 증례보고가 있습니다만, 그 대부분은 기관지 천식이나 알레르기성 비염 및 기관지염에 대한 것입니다. 기타 응용례는 적은 것 같습니다.
2. Asa는 Asarum Sieboldi[세신(細辛)]의 뿌리의 생략기호이고, Schi는 Schizandra chinesis[오미자(五味子)]의 과실(果實)의 생략기호입니다. Zinsic은 Zingiber officinale[생강(生

薑)]의 건조한 것(siccatum)의 생략기호입니다.

▶속명탕(續命湯)

▷구성식(構成式)

Ci Cni Ephe Gi Gypsu La Li Pru Zinsic

Ci[계지(桂枝)], Cni[천궁(川芎)], Ephe[마황(麻黃)], Gi[인삼(人蔘)], Gypsu[석고(石膏)], La[감초(甘草)], Li[당귀(當歸)], Pru[행인(杏仁)], Zinsic[건강(乾薑)]

▷구조식(構造式)

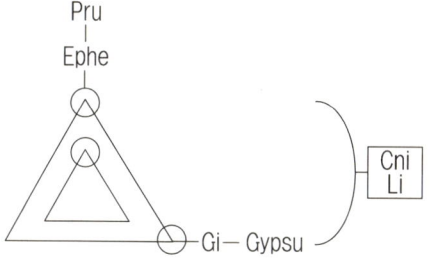

▷기본목표 [유취방광의(類聚方廣義)—제228번]

○이 탕(湯)은 유취방광의(類聚方廣義)의 습유방(拾遺方)에 들어 있는 것이므로, 「방극(方極)」의 목표가 되는 말이 없습니다. 그런 까닭에 여기에 인용할 수 없습니다. 원전(原典)을 그대로 참고로 하겠습니다.

▷용량

Ci	Cni	Ephe	Gi	Gypsu	La	Li	Pru	Zinsic
3	3	3	3	3	3	3	2.5	3

▷탕(湯)의 생약구성과 기본성격

○제1류약은 Ci와 La의 한방제(汗方劑), 그리고 Zinsic의 화방제(和方劑)이고, 제2류약은 Ephe와 Pru의 한방제(汗方劑)와 Ci, Gypsu의 화방제(和方劑)이고, 제3류약은 Cni, Li의 화방제(和方劑)입니다.

〈Ci La〉(Ephe)의 배합이므로, 기본 8탕의 분류에서는 강한방탕(强汗方湯)(S-1)에 속하게 됩니다.

중등도(中等度)의 발한(發汗)작용과 경도(輕度)의 이뇨(利尿)작용을 갖는 한방탕(汗方湯)입니다. 왜냐하면 〈Ci La〉(Ephe Pru)의 배합(마황탕)에 의한 강력한 발한(發汗)작용이 있을 것이지만, 제1류약에 Zinsic이라는 화방제(和方劑)를 가지고 있으므로, 발한(發汗)작용은 그 분량만큼 감약(減弱)되고 이뇨(利尿)작용이 그만큼 추가되기 때문입니다.

이러한 기본작용에다가 Cni와 Li의 「빈혈(貧血)」과 「혈증(血証)」의 개선작용이 추가되어 이 탕(湯)은 반신불수(半身不隨), 신경통(神經痛), 관절통(關節痛)과 근육통(筋肉痛) 등을 주로 발한(發汗)과 이뇨(利尿)를 통해서 개선해 가는 기본성격을 가지게 됩니다.

▷응용

1. 반신불수(半身不隨) 상태의 근육의 경련 또는 신체통(身體痛), 어깨결림 또는 언어장애 등.
2. 감기 후 사지(四肢)의 경련 혹은 동통(疼痛).
3. 안면신경통.
4. 변형성 무릎 관절증.
5. 노인성 피부소양증.
6. 천식.

▷비고

1. 구조식의 형태를 보면, 소청룡탕(小靑龍湯)과 유사합니다. 본방(本方)이 천식의 개선에 사용되어도 좋다고 생각합니다.

2. Cni는 Cnidium officinale[천궁(川芎)]의 생략기호이고, Li 는 Ligusticum acutilobum[당귀(當歸)]의 생략기호입니다.

▷약한방탕(弱汗方湯) (S-2)

▶계지탕(桂枝湯)

▷구성식(構成式)

Ci La Pa Zi Zin

Ci[계지(桂枝)], La[감초(甘草)], Pa[작약(芍藥)], Zi[대조 (大棗)], Zin[생강(生薑)]

▷구조식(構造式)

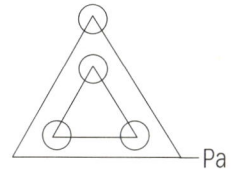

▷기본목표 [유취방광의(類聚方廣義)—제5번]

○상충(上衝) 두통(頭痛) 발열(發熱) 한출(汗出) 오풍(惡 風) 복구련자(腹拘攣者)

[상충(上衝), 두통, 발열, 한출(汗出), 오풍(惡風), 복구련 (腹拘攣)하는 자(者)]

▷ 용량

Ci	La	Pa	Zi	Zin
3	2	3	3	3

▷ 탕(湯)의 생약구성과 기본성격

○제1류약은 Ci와 La의 한방제(汗方劑), 그리고 Zi의 하방제(下方劑)와 Zin의 화방제(和方劑)이고, 제2류약은 Pa의 화방제(和方劑)입니다.

〈Ci La〉(Ephe(一))의 배합이므로 기본 8탕의 분류에서는 약한방탕(弱汗方湯)(S-2)에 속하게 됩니다.

발한(發汗)작용이 그다지 강하지 않은 한방탕(汗方湯)입니다. 그 이유는 〈Ci La〉는 있습니다만, (Ephe)는 없으므로 심박출량(心拍出量)의 증가에만 바탕을 두어, 혈류량의 증가작용이 충분하지 않고, 또 〈La Zin〉(Pa)의 배합에 의한 화방작용(이뇨작용)과 〈La Zi〉(Pa)의 편성에 의한 하방작용[반(反)설사작용]도 있는 한방탕(汗方湯)이기 때문입니다. 이 탕(湯)은 기본적으로는 자한(自汗)의 병태(病態)에 사용되지만 신체통(身體痛)과 복통(腹痛), 위장기능의 개선, 기타 여러 가지 이상상태의 개선에 활용될 수 있습니다.

▷ 응용

1. 감기를 비롯한 각종 열성병(熱性病)의 초기.
2. 편두통을 비롯한 각종 신경통 및 근육통.
3. 각종 정형외과 질환 (오십견, 요통, 관절통, 만성관절 류머티즘, 기타)
4. 발한(發汗) 후 발열, 자한(自汗)이 있고 신체동통(身體疼痛)하는 상태.
5. 사하(瀉下) 후 발열, 자한(自汗)이 있고 신체동통(身體疼

痛)하는 상태.

6. 구토와 설사의 개선 후 여전히 신체동통(身體疼痛)하는
   상태.

7. 기타 경도(輕度)의 발한(發汗)에 의해(때로는 경도의 이
   뇨에 의해), 그 이상상태가 개선된다고 생각되는 모든 병
   태에 적응가능.

▷비고

1. 「강치본상한론(康治本傷寒論)」에는 나와 있지 않지만 일
반 상한론(傷寒論)에서는 이 탕(湯)을 복용한 후, 열희죽(熱稀
粥, 따뜻하고 묽은 죽)을 먹고, 신체를 따뜻하게 하는 것을 권
하고 있습니다. 발한(發汗)을 돕기 위해서입니다.

2. 이 탕(湯)은 이대로 사용되는 일은 드물고 여러 가지 생
약을 가미(加味)하여 여러 가지 병태에 사용되고 있습니다. 이
탕(湯)에 마황(麻黃)과 갈근(葛根)을 첨가하면 갈근탕(葛根
湯)이라기보다 강한 한방탕(汗方湯)이 되고, 대황(大黃)을 첨
가하면 하방탕(下方湯)이 됩니다. 백출(白朮)과 복령(茯苓)을
첨가하면, 이뇨(利尿)를 촉진하는 양화빙딩(陽和方湯)도 가능
합니다. 작약(芍藥)을 첨가하면 복통(腹痛)과 설사(泄瀉)를 개
선하는 음화방탕(陰和方湯)이 되고, 거기에 교이(膠飴)를 첨가
하면 아주 체력이 감퇴된 사람의 식욕을 개선하면서 원기(元
氣)를 회복해 주는 소건중탕(小建中湯)이 됩니다. 또 이 탕
(湯)에 부자(附子)를 첨가하면 대단히 체력이 허약해진 사람
의 각종 동통(疼痛)과 체력의 증강에 활용되는 계지가부자탕
(桂枝加附子湯)이 됩니다.

바꾸어 말하면 '계지탕(桂枝湯)을 기본으로 하여 여러 가지
생약을 첨가해 가면, 동양의학에서 치료가능한 모든 병태(病
態)에 대응되는 탕(湯)을 얻을 수 있게 된다'고까지 말할 수

있습니다.

3. Ci는 Cinnamomum Cassia[계지(桂枝)]의 생략기호이고, La는 Glycyrrhiza glabla[감초(甘草)], Pa는 Paeonia albiflora [작약(芍藥)], Zi는 Zizyphus vulgaris[대조(大棗)], Zin는 Zingiber officinale[생강(生薑)]의 생략기호입니다.

▶계지가갈근탕(桂枝加葛根湯)

▷구성식(構成式)
Ci La Pa Pu Zi Zin

Ci[계지(桂枝)], La[감초(甘草)], Pa[작약(芍藥)], Pu[갈근 (葛根)], Zi[대조(大棗)], Zin[생강(生薑)]

▷구조식(構造式)

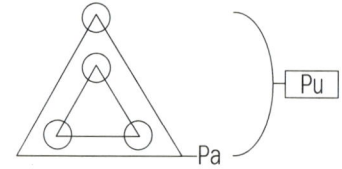

▷기본목표 [유취방광의(類聚方廣義)—제5번]
○계지탕증(桂枝湯證) 어항배강급자(而項背强急者)

[계지탕증(桂枝湯證)으로, 항배강급(項背强急)하는 자]

▷용량

Ci	La	Pa	Pu	Zi	Zin
3	2	3	3	3	3

▷탕(湯)의 생약구성과 기본성격

○제1류약은 Ci와 La의 한방제(汗方劑), 그리고 Zi의 하방제(下方劑)와 Zin의 화방제(和方劑)이고, 제2류약은 Pa의 화방제(和方劑), 제3류약은 Pu의 한방제(汗方劑)입니다.

〈Ci La〉(Ephe (一))의 배합이므로 기본 8탕의 분류에서는 약한방탕(弱汗方湯) (S-2)에 속하게 됩니다.

발한(發汗)작용이 그다지 강하지 않은 한방탕(汗方湯)입니다. 그것에 대한 설명은 계지탕(桂枝湯) 부분에서 기술하고 있는 것과 똑같으므로, 거기를 참조해 주십시오.

탕(湯)의 일반 성격으로서는 계지탕(桂枝湯)에 제3류약인 Pu가 추가되어 있으므로 Pu가 갖는 목덜미의 결림과 어깨결림, 견배통(肩背痛), 요통(腰痛)의 개선작용이 추가됩니다.

▷응용

1. 감기를 비롯한 각종 열성병(熱性病)의 초기에서, 항배강급(項背强急)이 특히 현저한 상태

2. 각종 정형외과 질환 (오십견, 요통, 관절통, 만성관절 류머티즘, 기타)

3. 기타, 경도(輕度)의 발한(發汗)에 의해[때로는 가벼운 이뇨(利尿)에 의해], 그 이상상태가 개선된다고 생각되는 모든 병태에 적응가능.

▷비고

1. 갈근탕(葛根湯)의 허증(虛証)에 사용해야 한다고 설명하는 책도 있습니다만, 자세히 보면 갈근탕(葛根湯)의 계지(桂枝)와 작약(芍藥)이 각각 2량인데 비해 계지가갈근탕(桂枝加葛根湯)의 계지와 작약은 각각 3량이므로, 갈근탕거마황(葛根湯去麻黃)보다 더욱 허증(虛証)인 병태(病態)에 사용되는 것

이라고 말할 수 있습니다. 결국, 그 이름대로 계지탕(桂枝湯)에 갈근(葛根)을 첨가한 것으로 생각하고 사용하는 것이 좋다는 것입니다.

2. Pu는 Pueraria lobata[갈근(葛根)]의 생략기호입니다.

▶계지가황기탕(桂枝加黃耆湯)

▷구성식(構成式)
Ci He La Pa Zi Zin

Ci[계지(桂枝)], He[황기(黃耆)], La[감초(甘草)], Pa[작약(芍藥)], Zi[대조(大棗)], Zin[생강(生薑)]

▷구조식(構造式)

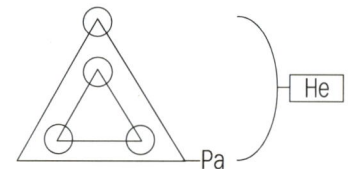

▷기본목표 [유취방광의(類聚方廣義)—제7번]
○계지탕증(桂枝湯證) 이황한(而黃汗) 혹도한자(或盜汗者)

[계지탕증(桂枝湯證)으로 황한(黃汗) 또는 도한(盜汗)하는 자]

▷용량

Ci	He	La	Pa	Zi	Zin
3	2	2	3	3	3

▷탕(湯)의 생약구성과 기본성격

○제1류약은 Ci와 La의 한방제(汗方劑), 그리고 Zi의 하방제(下方劑)와 Zin의 화방제(和方劑)이고, 제2류약은 Pa의 화방제(和方劑), 제3류약은 He의 화방제(和方劑)입니다.

〈Ci La〉(Ephe(─))의 배합이므로 기본 8탕의 분류에서는 약한방탕(弱汗方湯) (S-2)에 속하게 됩니다.

발한(發汗)작용이 그다지 강하지 않은 한방탕(汗方湯)입니다. 그것에 대한 설명은 계지탕(桂枝湯) 부분에서 기술하고 있는 것과 똑같으므로, 거기를 참조해 주십시오.

탕(湯)의 일반 성격으로서는 계지탕(桂枝湯)에 제3류약인 He가 추가되어 있으므로 He가 갖는 「발한과잉(發汗過剩)」과 「피부갑착(皮膚甲錯)」 「지각이상(知覺異常)」 등의 개선작용이 첨가됩니다.

▷응용

1. 허약성 체질자의 여러 가지 피부질환(皮膚疾患).
2. 허약성 체질자의 다한증(多汗症).
3. 허약성 체질자의 감기, 부종(浮腫), 요통(腰痛).
4. 허약성 체질자의 근육 류머티즘.
5. 허약성 체질자의 황달(黃疸)로 요량(尿量)이 감소하는 자.

▷비고

1. 계지가황기탕(桂枝加黃耆湯)은 여러 가지 피부병(皮膚病)의 개선에 활용됩니다. 장척농포증(掌蹠膿疱症)은, 일반적으로 치료에 적어도 5~6년은 걸린다고 말하는데, 이 약방(藥方)으로 약 1년 정도로 완치한 예가 있었습니다.

2. 일반 시판품인 황기(黃耆)는 Astragalus membranaceus Bunge[노랑황기 : 국방(局方)생약]의 뿌리인데, 위에서 사용한

것(긴끼대학 동양의학 연구소에서 사용하고 있는 것)은 Hedysarum polybotorys Handel-Mazzeti[진기(晋耆) : 국방외(局方外)생약]의 뿌리입니다. 좀 전문적인 사항입니다만, 생약의 종류와 질(質)의 좋고 나쁨은 치료에 영향을 미칩니다.

3. He는 Hedysarum polybotorys[진기(晋耆)]의 생략기호입니다.

▶계지가용골모려탕(桂枝加龍骨牡蠣湯)

▷구성식(構成式)
Ci La Os Ostre Pa Zi Zin

Ci[계지(桂枝)], Os[용골(龍骨)], Ostre[모려(牡蠣)], La[감초(甘草)], Pa[작약(芍藥)], Zi[대조(大棗)], Zin[생강(生薑)]

▷구조식(構造式)

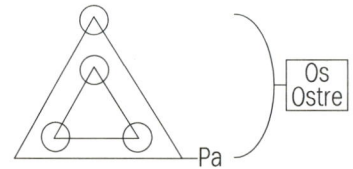

▷기본목표 [유취방광의(類聚方廣義)—제20번]
ㅇ계지탕증(桂枝湯證) 이흉복유동자(而胸腹有動者)

[계지탕증(桂枝湯證)에서 흉복(胸腹)에 동(動)이 있는 자]

▷용량

Ci	La	Os	Ostre	Pa	Zi	Zin
3	2	3	3	3	3	3

▷탕(湯)의 생약구성과 기본성격

ㅇ제1류약은 Ci와 La의 한방제(汗方劑), 그리고 Zi의 하방제(下方劑)와 Zin의 화방제(和方劑)이고, 제2류약은 Pa의 화방제(和方劑), 제3류약은 Os 와 Ostre의 화방제(和方劑)입니다.

〈Ci La〉(Ephe(一))의 배합이므로 기본 8탕의 분류에서는 약한방탕(弱汗方湯) (S-2)에 속하게 됩니다.

발한(發汗)작용이 그다지 강하지 않은 한방탕(汗方湯)입니다. 그것에 대한 설명은 계지탕(桂枝湯) 부분에서 기술하고 있는 것과 똑같으므로, 거기를 참조해 주십시오.

탕(湯)의 일반 성격으로서는 계지탕(桂枝湯)에 제3류약인 Os · Ostre가 추가되어 있으므로 Os · Ostre가 갖는 「신경과민(神經過敏)」이나 「체력(體力) 및 성욕감퇴(性慾減退)」 등의 개선작용이 첨가됩니다.

▷응용

1. 허약성 체질자의 여러 가지 신경쇠약증(神經衰弱症).
2. 허약성 체질자의 낱보증(脫毛症).
3. 허약성 체질자의 유정(遺精), 몽정(夢精), 몽교(夢交), 음위(陰萎) 등 여러 가지 생식기신경쇠약증(生殖器神經衰弱症).
4. 화상이나 쑥뜸 후의 번조(煩躁)나 발열 등의 상태.
5. 신경성 심계항진증(心悸亢進症).
6. 불면증(不眠症).
7. 히스테리증

▷비고

1. Os는 Os stegodontis[용골(龍骨)]의 생략기호이고, Ostre

는 Ostrea gigas[모려(牡蠣)]의 생략기호입니다.

2. 이 방(方)의 가장 전형적인 조건은 「흉복(胸腹)에 동(動)이 있는 자」이지만, 비록 이 증(証)이 없다 하더라도 유효하게 사용할 수 있습니다.

▶자감초탕(炙甘草湯)

▷구성식(構成式)

Canna Ci Gi Glu La Ophi Rehma Vi Zi Zin

Canna[마자인(麻子仁)], Ci[계지(桂枝)], Gi[인삼(人蔘)], Glu[아교(阿膠)], La[감초(甘草)], Ophi[맥문동(麥門冬)], Rehma[지황(地黃)], Vi[청주(淸酒)], Zi[대조(大棗)], Zin[생강(生薑)]

▷구조식(構造式)

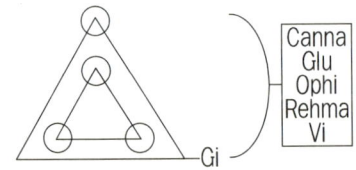

▷기본목표 [유취방광의(類聚方廣義)—제220번]

○이 탕(湯)은 유취방광의(類聚方廣義)의 습유방(拾遺方)에 들어 있는 것으로, 「방극(方極)」의 목표가 되는 말이 없습니다. 「원전(原典)」의 조문(條文)을 참고로 하면 괜찮을 것입니다.

▷용량

Canna	Ci	Gi	Glu	La	Ophi	Rehma	Vi
4	3	2	2	4	5	4	280

Zi	Zin
7.5	3

▷탕(湯)의 생약구성과 기본성격

○제1류약은 Ci와 La의 한방제(汗方劑), 그리고 Zi의 하방제(下方劑)와 Zin의 화방제(和方劑)이고, 제2류약은 Gi의 화방제(和方劑), 제3류약은 Canna의 하방제(下方劑)와 Glu, Ophi, Rehma의 화방제(和方劑)입니다.

〈Ci La〉(Ephe(−))의 배합이므로 기본 8탕의 분류에서는 약한방탕(弱汗方湯) (S-2)에 속하게 됩니다.

발한(發汗)작용이 있다고 해도 아주 가벼운 정도이고, 중등도(中等度)의 화방(和方)작용을 갖는 한방탕(汗方湯)입니다. 왜냐하면 이 탕(湯)의 기본골격인 계지거작약탕(桂枝去芍藥湯)[각론(各論)에서는 생략] 그 자체가 그다지 강한 발한(發汗)작용을 갖고 있지 않은 한방탕(汗方湯)이고, 게다가 많은 화방제(和方劑)가 추가되어 있기 때문입니다.

Canna는 화방제(和方劑)가 아닌 하방제(下方劑)이지만, 그다지 강한 사하(瀉下)작용은 없으므로, 탕(湯) 전체로 보면 하방(下方)작용은 갖고 있지 않은 것입니다.

탕(湯)으로서는 계지거작약탕(桂枝去芍藥湯)이 갖는 「맥촉흉만(脈促胸滿)」의 병태(病態)를 개선하는 작용에, 여러 가지 화방제(和方劑)가 추가되고 또한 La가 4량으로 증량(增量)되어 있어서, 전체로서는 「혈관내 수분감소의 개선작용」을 가지게 되고, 「심계항진(心悸亢進)」의 개선작용이 더욱 증강(增强)되게 됩니다.

또, 「폐내(肺內)에 수분이 정체되어 생기는 증상 : 폐위(肺痿)」를 개선시키는 것은 Gi와 Ophi가 갖는 진구(鎭嘔), 진해(鎭咳)작용과 기타 전체화방제(和方劑)의 이뇨(利尿)작용이 협조적으로 작용하고 있는 것으로 생각됩니다.

▷응용

1. 여러 가지 원인에 의한 심계항진(心悸亢進).
2. 여러 가지 원인에 의한 해수(咳漱).
3. 여러 가지 원인에 의한 숨참이나 호흡곤란.
4. 심장판막증(心臟瓣膜症)의 일병태(一病態).
5. 바세도우씨병(Basedow's disease)의 일병태(一病態).
6. 폐결핵 및 그 유증(類症)의 일병태(一病態).
7. 유행성 감기, 폐렴(肺炎), 백일해(百日咳) 등의 일병태(一病態).
8. 신경성 심계항진(心悸亢進)이나 노이로제의 일병태(一病態).

▷비고

1. Canna는 Cannabis sativo(마)의 생략기호이고, Glu는 Glutinum[아교(阿膠)], Ophi는 Ophipogon japonicum[맥문동(麥門冬), 소엽맥문동], Rehma는 Rehmannia glutinosa[지황(地黃)]의 생략기호입니다.

▷강하방탕(强下方湯) (G-1)

▶도인승기탕(桃仁承氣湯) <도핵승기탕(桃核承氣湯)>

▷구성식(構成式)

Ci La Na Pe Rhe

Ci[계지(桂枝)], La[감초(甘草)], Na[망초(芒硝)], Pe[도인(桃仁)], Rhe[대황(大黃)]

▷구조식(構造式)

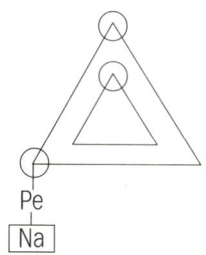

▷기본목표 [유취방광의(類聚方廣義)—제96번]

○혈증(血証) 소복급결(小腹急結) 상충자(上衝者)

[혈증(血証)으로 소복급결(小腹急結)하고 상충(上衝)하는 자]

▷용량

Ci	La	Na	Pe	Rhe
2	2	2	2	4

▷탕(湯)의 생약구성과 기본성격

○제1류약은 Rhe의 하방제(下方劑), 그리고 Ci와 La의 한방

제(汗方劑)이고, 제2류약은 Pe의 하방제(下方劑)뿐이고, 제3류약도 Na의 하방제(下方劑)뿐입니다.

〈Rhe〉(Pe)의 배합이므로 이 탕(湯)은 기본 8탕의 분류에서는 강하방탕(强下方湯)(G-1)에 속하게 됩니다.

사하(瀉下)작용이 매우 강한 하방탕(下方湯)입니다. 왜냐하면 Rhe와 Pe의 하방제(下方劑)만으로도 상당한 사하(瀉下)작용이 있다고 생각되는데, 여기에 또 강한 사하(瀉下)작용이 있는 Na가 첨가되어 있기 때문입니다.

강력한 사하(瀉下)작용 뿐만 아니라, Pe가 갖는 「어혈(瘀血)개선작용」이 추가되어, 세포병리학 입장에서 말하면 국소(局所)의 「혈류개선(血流改善)」에 의해 여러 가지 병태(病態)를 개선해 가는 작용이 있는 탕(湯)이 됩니다.

▷응용

1. 월경불순, 생리통 등을 비롯한 각종 부인과 질환.
2. 여드름, 습진 등을 비롯한 각종 피부과 질환.
3. 배뇨통(排尿痛), 배뇨곤란(排尿困難) 등을 비롯한 각종 비뇨기과 질환.
4. 결막염(結膜炎), 망막염(網膜炎) 등을 비롯한 각종 안과 질환.
5. 요통, 배통(背痛) 등을 비롯한 각종 정형외과 질환.
6. 토혈(吐血), 하혈(下血) 등을 비롯한 각종 소화기 질환.
7. 두중(頭重), 두통 등을 비롯한 각종 이비인후과 질환.
8. 히스테리, 노이로제 등을 비롯한 각종 정신과 질환.
9. 각종 치과(齒科) 질환.

▷비고

1. 체력이 충분하고, 이른바 「어혈(瘀血)」이 주요한 원인이 된다고 생각되는 병태(病態)라면, 이 탕(湯)이 주효할 가능성

이 있습니다. 후술(後述)하는 계지복령환(桂枝茯苓丸)에 비하면, 더욱 실증(實証)의 경향에 쓰이는 약방(藥方)입니다.

2. Na는 Natrium sulfuricum[망초(芒硝), 결정유산나트륨]의 생략기호이고, Pe는 Prunus persica[도인(桃仁)], Rhe는 Rheum palmatum[대황(大黃)]의 생략기호입니다.

▶대황목단탕(大黃牧丹湯) 〈대황목단피탕(大黃牧丹皮湯)〉

▷구성식(構成式)

Be Mo Na Pe Rhe

Be[동과자(冬瓜子)], Mo[목단피(牧丹皮)], Na[망초(芒硝)], Pe[도인(桃仁)], Rhe[대황(大黃)]

▷구조식(構造式)

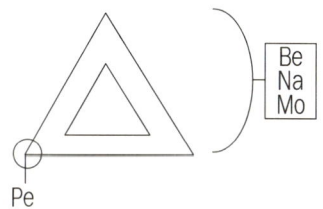

▷기본목표 [유취방광의(類聚方廣義)—제97번]

○제하유결독(臍下有結毒) 안지즉통(按之卽痛) 급변농혈자(及便膿血者)

[제하(臍下)에 결독(結毒)이 있고, 이것을 만지면 곧바로 아프고, 변농혈(便膿血)하는 자]

▷**용량**

Be	Mo	Na	Pe	Rhe
2	1	4	2	4

▷**탕(湯)의 생약구성과 기본성격**

○제1류약은 Rhe의 하방제(下方劑)뿐이고, 제2류약은 Pe의 하방제(下方劑)뿐이고, 제3류약도 Be, Mo, Na의 하방제(下方劑)뿐입니다. 결국 이 탕(湯)은 전부가 하방제(下方劑)만으로 되어 있습니다.

〈Rhe〉(Pe)의 배합이므로 이 탕(湯)은 기본 8탕의 분류에서는 강하방탕(强下方湯)(G-1)에 속하게 됩니다.

사하(瀉下)작용이 매우 강할 뿐만 아니라「어혈개선작용(瘀血改善作用)」도 특히 강한 하방탕(下方湯)입니다. 왜냐하면 Rhe와 Pe와 Na의 하방제(下方劑)만으로도 상당한 사하(瀉下)작용이 있다고 생각되는데, 여기에 또 Pe, Be, Mo 등의 각종「구어혈제(驅瘀血劑)」가 추가되어 있기 때문입니다. 체력이 충분하고, 하복부(下腹部)의 종창(腫脹)이나 동통(疼痛)이 있는 경우 등에, 충분히 사하(瀉下)시켜서 병태(病態)를 개선하는 작용이 있는 탕(湯)입니다.

▷**응용**

1. 급성 및 만성 충수염(虫垂炎).
2. 결장염(結腸炎), 직장염(直腸炎), 항문 주위염, 치질환(痔疾患).
3. 난소염 및 자궁 부속기염.
4. 부인대하(婦人帶下), 월경폐지, 월경통.
5. 임질(淋疾) 및 매독성(梅毒性) 질환.
6. 신우염(腎盂炎) 및 신장결석(腎臟結石)

7. 복막염(腹膜炎)

▷비고

1. 이 탕(湯)은 충수염(虫垂炎)에 자주 사용되는 것으로 유명한데, 이 탕(湯)이 적응하지 않을 때에는 장옹탕(腸癰湯)(Be Coi Mo Pe)과 의이부자패장산(薏苡附子敗醬散) (Aco Coi Patri) 등이 적합한 경우가 많은 것 같습니다.

2. Be는 Benincasa cerifera[동아, 동과(冬瓜)]의 생략기호이고, Mo는 Paeonia mouton[목단(牧丹)]의 생략기호입니다.

3. 원전(原典)의 약량(藥量)은 돈복량(1회량)이므로, 꽤 강한 사하(瀉下)작용이 있을 것으로 예상됩니다[대황(大黃) 4.0, 망초(芒硝) 4.0은 상당히 많은 느낌입니다]. 실제로는, 증상에 따라서 분복(分服)해도 좋을 것이라고 생각합니다.

▶계지복령환(桂枝茯苓丸)

▷구성식(構成式)

Ci Ho Mo Pa Pe

Ci[계지(桂枝)], Ho[복령(茯苓)], Mo[목단피(牧丹皮)], Pa[작약(芍藥)], Pe[도인(桃仁)]

▷구조식(構造式)

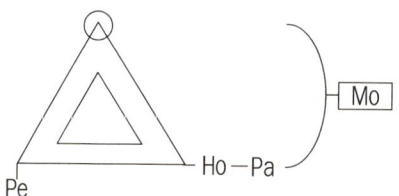

▷기본목표 [유취방광의(類聚方廣義)—제185번]

○경수유변(經水有變) 혹태동(或胎動) 구련상충(拘攣上衝) 심하계자(心下悸者)

[경수(經水)에 변동(變動)이 있거나, 혹(或)은 태동(胎動), 구련상충(拘攣上衝)하고, 심하계(心下悸)가 있는 자]

▷용량

Ci	Ho	Mo	Pa	Pe
3	3	3	3	3

▷탕(湯)의 생약구성과 기본성격

○제1류약은 Ci의 한방제(汗方劑)뿐이고, 제2류약은 Pe의 하방제(下方劑)와 Ho, Pa의 화방제(和方劑), 제3류약은 Mo의 하방제(下方劑)입니다.

〈Rhe(—)〉〈Pe〉의 배합이지만, 제3류약에 Mo도 있으므로, 탕(湯) 전체로서는 사하(瀉下)작용을 갖게 됩니다. 이 탕(湯)은 기본 8탕의 분류에서는 강하방탕(强下方湯) (G-1)으로 분류해 두겠습니다. 실제로 이 탕(湯)에 대황(大黃)을 첨가한 계지복령환가대황(桂枝茯苓丸加大黃)이라는 형태로도 빈용(頻用)됩니다.

중등도(中等度)의 사하(瀉下)작용과 중등도(中等度)의 「어혈개선작용(瘀血改善作用)」이 있는 하방탕(下方湯)입니다. 왜냐하면 Pe와 Mo의 하방제(下方劑)가 온화한 생약구성(Ci Ho Pa) 속에 들어 있기 때문입니다. 중등도(中等度)의 체력으로, 이른바 「어혈(瘀血)」에 유래(由來)한다고 생각되는 좌복직근(左腹直筋)의 연급(攣急), 제방(臍傍)의 압통점(壓痛點), 하복부의 압통괴(壓痛塊) 등이 있는 병태(病態)에 적응합니다.

증상으로서는 두통(頭痛), 상충(上衝), 현훈(眩暈), 심계항진(心悸亢進), 요통(腰痛), 하혈(下血), 월경부조(月經不調) 등을 생각할 수 있습니다. 중등도의 사하(瀉下)와 이뇨(利尿)에 의해 병태(病態)를 개선하는 작용이 있는 탕(湯)입니다.

▷응용

1. 월경불순, 월경통, 갱년기장해, 불임증(不姙症) 및 임신과 분만에 관련한 제증(諸症).

2. 자궁내막염, 자궁주위염, 자궁근종(子宮筋腫), 난소낭종(卵巢囊腫), 골반(骨盤)복막염 등 자궁 및 그 부속기(付屬器)에 관련한 제증(諸症).

3. 각종 비뇨생식기 질환.

4. 치출혈(痔出血), 치핵(痔核), 대장(大腸)에 관련된 제증(諸症).

5. 결막염(結膜炎), 중이염(中耳炎), 기타 안과 질환.

6. 부비강염(副鼻腔炎), 중이염(中耳炎), 기타 이비과(耳鼻科) 질환.

7. 동상(凍傷), 혈전증(血栓症), 기타 말초순환 장해.

8. 각종 피부과 질환.

▷비고

1. 이 탕(湯)의 치험례(治驗例)는 많이 볼 수 있습니다. 자궁근종(子宮筋腫)에 사용하여 다량의 출혈 후, 근종(筋腫)이 소실(消失)된 일도 보고되어 있습니다.

2. 증례집에, 약 20년래(來)의 기묘한 만성습진에 대해 계지복령환료가대황의이인(桂枝茯苓丸料加大黃薏苡仁)을 약 7개월간 투여하여 완치한 증례를 게재해 두었습니다.

3. 위의 예(例)와 같이 계령환(桂苓丸, 계지복령환의 생략)은 전제(煎劑)로도 자주 사용되는데, 가미(加味)가 가능하여 편리합니다.

▷약하방탕(弱下方湯) (G-2)

▶인진호탕(茵蔯蒿湯)

▷구성식(構成式)

Ca Ga Rhe

Ca[인진호(茵蔯蒿)] Ga[치자(梔子)] Rhe[대황(大黃)]

▷구조식(構造式)

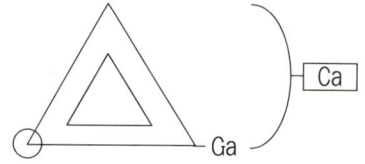

▷기본목표 [유취방광의(類聚方廣義)—제137번]

○일신발황(一身發黃) 심번(心煩) 대변난(大便難) 소변불리
자(小便不利者)

[일신발황(一身發黃)하고, 심번(心煩)하며, 대변(大便)보
기가 곤란하고, 소변(小便)이 불리(不利)한 자]

▷용량

Ca	Ga	Rhe
6	1.4	2

▷탕(湯)의 생약구성과 기본성격

○제1류약은 Rhe의 하방제(下方劑)뿐이고, 제2류약은 Ga의 화
방제(和方劑)뿐이고, 제3류약도 Ca의 하방제(下方劑)뿐입니다.

〈Rhe〉(Ga)의 배합이므로 이 탕(湯)은 기본 8탕의 분류에서는 약하방탕(弱下方湯) (G-2)에 속하게 됩니다.

사하(瀉下)작용이 중등도(中等度)에 있는 하방탕(下方湯)입니다. 왜냐하면 Rhe와 Ca의 사하(瀉下)작용이 Ga의 화방제(和方劑)에 의해 약해진다고 생각되기 때문입니다.

비교적 체력이 있고, 변비(便秘)경향이며, 심흉부(心胸部)의 불쾌감, 두한(頭汗), 구갈(口渴), 소변불리(小便不利), 황달(黃疸) 등의 증상이 있는 경우가 적응(適應)으로 됩니다.

▷응용

1. 황달(黃疸)로 발열하고 두한(頭汗)이 있고, 목이 마르고 소변불리(小便不利)하고, 변비 또는 복만(腹滿)이 있는 자.
2. 황달(黃疸)로 땀이 없고, 소변불리(小便不利)하고 심흉부(心胸部)에 강한 불쾌감이 있는 자.
3. 원발성담즙성간경변증(原發性膽汁性肝硬變症)이 있는 시기(時期)의 사람.
4. 담마진(蕁麻疹)과 기타 소양성(搔痒性) 피진(皮疹)을 나타내는 병태(病態)가 있는 시기(時期)의 사람.
5. 구내염(口內炎)과 설염(舌炎)의 병태(病態)가 있는 시기(時期)의 사람.
6. 위염(胃炎)과 네프로제가 있는 시기(時期)의 사람.

▷비고

1. 인진호탕(茵蔯蒿湯)은 황달(黃疸)의 개선에 사용되는 약방(藥方)으로서 유명하지만, 황달이 없어도 여러 가지로 사용할 수 있을 것 같습니다. 필자는 만성간염으로 담즙산(膽汁酸)이 상승하여 전신 가려움증을 호소하는 환자에, 인진호(茵蔯

蒿)의 가미방(加味方)을 투여하여 담즙산(膽汁酸)이 내려가고 가려움도 개선된 증례(症例)를 몇 번 경험했습니다.

2. Ca는 Artemisia Capellaris[모래쑥, 인진호(茵陳蒿)]의 생략기호이고, Ga는 Gardenia florida[치자나무, 치자(梔子)]의 생략기호입니다.

▶사심탕(瀉心湯)

▷구성식(構成式)
Cop Rhe Scu

Cop[황련(黃連)], Rhe[대황(大黃)], Scu[황금(黃芩)]

▷구조식(構造式)

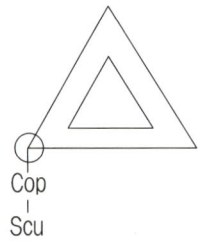

▷기본목표 [유취방광의(類聚方廣義)—제90번]
○심기부정(心氣不定) 심하비(心下痞) 안지유자(按之濡者)

[심기(心氣)가 부정(不定)하고, 심하비(心下痞)가 있으며 이것을 만지면 유(濡)한 자(者)]

▷용량
Cop	Rhe	Scu
1	2	1

▷ 탕(湯)의 생약구성과 기본성격

○제1류약은 Rhe의 하방제(下方劑)뿐이고, 제2류약은 Cop와 Scu의 하방제(下方劑)뿐입니다.

〈Rhe〉(Cop)의 배합이므로 이 탕(湯)은 기본 8탕의 분류에서는 약하방탕(弱下方湯) (G-2)에 속하게 됩니다.

사하(瀉下)작용이 매우 강한 하방탕(下方湯)입니다. 왜냐하면 〈Rhe〉(Cop)의 배합으로 매우 강한 사하(瀉下)작용이 있는데, 여기에 반사하(反瀉下)작용을 갖고 있는 Scu를 추가한다 하여도, 상술(上述)한 각각의 사용량으로 보면, 탕(湯) 전체에는 아직 사하(瀉下)작용이 충분히 남아 있기 때문입니다.

비교적 체력이 충분하며, 변비경향이고, 심하만(心下滿)과 정신적인 불안감[심번(心煩)] 및 흥분상태가 있을 때 이 탕(湯)의 적응(適應)이 됩니다.

▷ 응용

1. 토혈(吐血), 육혈(衄血), 객혈(喀血), 기타 제출혈증(諸出血症)으로, 정신불안(精神不安)이 있고 체력이 있는 자.

2. 동맥경화증(動脈硬化症), 고혈압증(高血壓症), 뇌일혈(腦溢血) 및 그 유증(類症)으로 체력이 있는 자.

3. 타박(打撲), 절상(切傷), 화상(火傷) 등으로 흥분하고 또는 실신(失神)하고 안면홍조(顔面紅潮)가 있는 자.

4. 간질(癎疾), 발광(發狂), 신경쇠약(神經衰弱), 기타 유증(類症)으로 심하(心下)의 답답함 또는 변비(便秘)경향인 자.

5. 구내염(口內炎), 치통(齒痛) 또는 치근종창(齒根腫脹), 치질의 동통(疼痛) 및 출혈이 있고 안면홍조(顔面紅潮)하는 자, 혹은 변비경향인 자.

6. 숙취 및 각종 간(肝)질환.

7. 선박(船舶)·자동차의 멀미 및 각종 이비과(耳鼻科) 질환.

8. 결막염(結膜炎), 망막염(網膜炎) 및 기타 각종 안과 질환.

9. 주사비(酒齄鼻) 및 기타 각종 피부과 질환.

10. 갱년기장해 및 기타 각종 부인과 질환.

▷비고

1. 이 탕(湯)은 삼황사심탕(三黃瀉心湯)이라고도 합니다. 3미(味)로 되어 있고, 각각의 생약[대황(大黃), 황련(黃連), 황금(黃芩)]에 모두 「황(黃)」이 붙어 있기 때문입니다. 여기에 비해 대황, 황련으로 이루어지는 생약 복합물은 대황황련사심탕(大黃黃連瀉心湯)이라고 불리워집니다.

2. Cop는 Coptis japonica[황련(黃連)]의 생략기호이고, Scu는 Scutellaria baicalenssis[황금(黃芩)]의 생략기호입니다.

3. 필자(筆者)는 이 탕(湯)을 삼황환(三黃丸)이라는 환약(丸藥)의 형식으로, 고혈압(高血壓)과 치질환(痔疾患), 변비(便秘) 환자에게 자주 사용하고 있습니다.

▶마자인환(麻子仁丸)

▷구성식(構成式)

Au Canna Ma Pa Pru Rhe

Au[지실(枳實)], Canna[마자인(麻子仁)], Ma[후박(厚朴)], Pa[작약(芍藥)], Pru[행인(杏仁)], Rhe[대황(大黃)]

▷구조식(構造式)

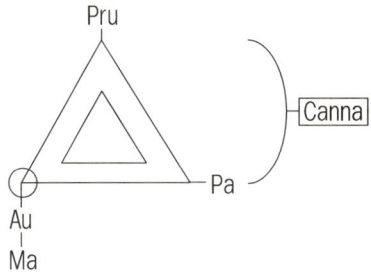

▷기본목표 [유취방광의(類聚方廣義)―제191번]

ㅇ평일대변비자(平日大便秘者)

[평상시 변비(便秘)하는 자(者)]

▷용량

Au	Canna	Ma	Pa	Pru	Rhe
8	16	10	8	10	16

▷탕(湯)의 생약구성과 기본성격

ㅇ제1류약은 Rhe의 하방제(下方劑)뿐이고, 제2류약은 Pru의 한방제(汗方劑), Au, Ma의 하방제(下方劑), Pa의 화방제(和方劑)이고, 제3류약은 Canna의 하방제(下方劑)입니다.

〈Rhe〉(Au)의 배합이므로 이 탕(湯)은 기본 8탕의 분류에서는 약하방탕(弱下方湯)(G-2)에 속하게 됩니다.

경도(輕度)의 사하(瀉下)작용을 가지고 있는 하방탕(下方湯)입니다. 왜냐하면 〈Rhe〉(Au)+Ma의 배합으로 매우 강한 사하(瀉下)작용을 가지고 있시만, Pru의 한방제(汗方劑), Pa의 화방제(和方劑) 등이 추가되어, 그 사하(瀉下)작용이 감약(減弱)되기 때문입니다. 또 Canna가 갖는 완하(緩下)작용[지방에 의한 장관(腸管)내의 점활완하작용(粘滑緩下作用)]이 온화한 사하(瀉下)작용에 도움이 된다고 생각됩니다.

▷응용

1. 허약자와 노인의 변비.

2. 병상에서 갓 일어난 사람의 변비.

3. 체력이 중등도(中等度)이어도, 발열과 야뇨(夜尿) 기타 이유로 체내 수분이 약간 결핍된 경우의 변비에도 사용이 가능합니다.

▷비고

1. 필자(筆者)도 이 환제(丸劑)는 약간 허약한 느낌이 있는 사람의 변비에 자주 사용하고 있습니다.

2. Canna는 Cannabis sativa[마, 대마인(大麻仁), 마인(麻仁)]의 생략기호입니다.

▷강양화방탕(强陽和方湯) (PK-1)

▶복령계지감초대조탕(茯苓桂枝甘草大棗湯) ⟨영계감조탕(苓桂甘棗湯)⟩

▷구성식(構成式)

Ci Ho La Zi

Ci[계지(桂枝)], Ho[복령(茯苓)], La[감초(甘草)], Zi[대조(大棗)]

▷구조식(構造式)

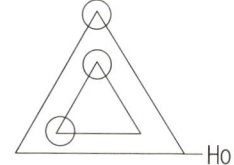

▷기본목표 [유취방광의(類聚方廣義)—제39번]

○제하계(臍下悸) 이련급(而攣急) 상충자(上衝者)

[제하계(臍下悸)하면서 연급(攣急)하고, 상충(上衝)하는
자(者)]

▷용량

Ci　Ho　La　Zi

3　　8　　2　　4

▷탕(湯)의 생약구성과 기본성격

○제1류약은 Ci와 La의 한방제(汗方劑), 그리고 Zi의 하방
제(下方劑)이고, 제2류약은 Ho의 화방제(和方劑)입니다.

〈Ci La〉(Ho)의 배합이므로 기본 8탕의 분류에서는 강양화
방탕(强陽和方湯) (PK-1)에 속하게 됩니다.

중등도(中等度)의 화방(和方)작용[반발한(反發汗)·반설사
(反泄瀉)·반구토(反嘔吐) 작용]을 갖는 화방탕(和方湯)입니
다. 〈Ci La〉(Ho)의 편성에 의해 이 탕(湯)은 체내에 수분을
모으는 작용을 가지고 있으므로, 발한(發汗)을 너무 많이 하여
탈수(脫水)가 되어, 심계항진(心悸亢進)한 상태에 적합한 약방
(藥方)입니다. 또 Zi의 추가에 의해 「분돈(奔豚)」이라 불리는,
하복부(下腹部)에서 무언가가 기어 올라오는 듯한 이상감(異
常感)을 치유하는 작용이 부가(附加)되어 있습니다.

▷응용

1. 각종 성인(成因)에 의한 심계항진증(心悸亢進症).

2. 히스테리성 경련 발작.

3. 신경쇠약에 의한 불면증.

4. 각종 신경증.

5. 만성 위병(胃病)의 일종.

6. 기타 여러 가지 병태(病態)에서, 제하(臍下)의 동계(動悸)가 매우 심하고, 위로 쳐올라오는 듯한 상태가 있는 경우, 이 탕(湯)의 적응 가능성이 있습니다.

▷비고

1. Ci는 Cinnamomum Cassia[계지(桂枝)]의 생략기호이고, Ho는 Pachyma hoelen[복령(茯苓)], La는 Glycyrrhiza glabla[감초(甘草)], Zi는 Zizyphus vulgaris[대조(大棗)]의 생략기호입니다.

▶복령계지감초백출탕(茯苓桂枝甘草白朮湯) 〈영계출감탕(苓桂朮甘湯)〉

▷구성식(構成式)

Atra Ci Ho La

Atra[백출(白朮)], Ci[계지(桂枝)], Ho[복령(茯苓)], La[감초(甘草)]

▷구조식(構造式)

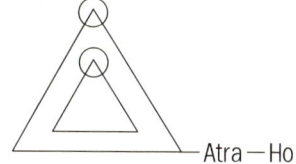

Atra—Ho

▷기본목표 [유취방광의(類聚方廣義)—제38번]

○심하계(心下悸) 상충(上衝) 기즉두현(起則頭眩) 소변불리
자(小便不利者)

[심하계(心下悸)하고, 상충(上衝)하며, 일어서면 즉시 두
현(頭眩)하고, 소변이 불리(不利)한 자(者)]

▷용량

Atra	Ci	Ho	La
2	3	4	2

▷탕(湯)의 생약구성과 기본성격

○제1류약은 Ci와 La의 한방제(汗方劑), 그리고 제2류약은
Atra와 Ho의 화방제(和方劑)입니다.

〈Ci La〉(Ho)의 배합이므로, 기본 8탕의 분류에서는 강양화
방탕(强陽和方湯) (PK-1)에 속하게 됩니다.

중등도(中等度)의 화방(和方)작용[반발한(反發汗)·반설사
(反泄瀉)·반구토(反嘔吐) 작용]을 갖는 화방탕(和方湯)입니
다. 〈Ci La〉(Ho)의 편성에 의해 이 탕(湯)은 체내에 수분을
모으는 작용을 갖고 있으므로, 지나친 발한(發汗)에 의한 탈수
(脫水)로 발생한 심계항진(心悸亢進)에 적합한 약방(藥方)입
니다. 또 Atra의 추가에 의해 「심하계(心下悸)」, 「두현(頭眩)」,
「신체통(身體痛)」, 「소변불리(小便不利)」 등의 증상을 치유하

는 작용이 부가(附加)되어 있습니다.

체력이 중등도(中等度)이고 심계항진(心悸亢進), 일어섰을 때의 현기증, 차멀미 등에 적합한 약방(藥方)입니다.

▷**응용**

1. 각종 성인(成因)에 의한 심계항진증(心悸亢進症).
2. 각종 성인(成因)에 의한 현기증(眩氣症).
3. 차멀미.
4. 기타 여러 가지 병태(病態)로 심하(心下)의 동계(動悸)가 명료하고, 일어섰을 때 쉽게 어지러워지는 듯한 이상상태 및 그 유증(類症).

▷**비고**

1. 이 탕(湯)으로 아토피성 피부염을 치료한 예(例)를 증례집에 게재해 두었습니다. 드문 사용방법이라고 생각하지만 비교적 허증(虛証)이고 현기증 등의 증상이 있는 아토피성 피부염에는 이 단순한 처방이 잘 듣습니다. 아토피성 피부염의 대다수는 백호가인삼탕(白虎加人蔘湯)으로 치료하고 있습니다.

2. Atra는 Atractylis ovata[백출(白朮)]의 생략기호입니다.

▶마황행인감초석고탕(麻黃杏仁甘草石膏湯) <마행감석탕(麻杏甘石湯)>

▷**구성식(構成式)**

Ephe Gypsu La Pru

Ephe[마황(麻黃)], Gypsu[석고(石膏)], La[감초(甘草)], Pru[행인(杏仁)]

▷구조식(構造式)

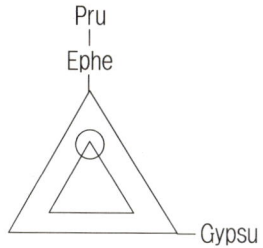

▷기본목표 [유취방광의(類聚方廣義)―제60번]

○마황탕증(麻黃湯証) 이해번갈자(而咳煩渴者)

[마황탕증(麻黃湯証)으로, 해(咳)하며 번갈(煩渴)하는 자(者)]

▷용량

Ephe	Gypsu	La	Pru
4	8	2	2

▷탕(湯)의 생약구성과 기본성격

○제1류약은 La의 한방제(汗方劑)이고, 제2류약은 Ephe와 Pru의 한방제(汗方劑)와 Gypsu의 화방제(和方劑)입니다.

〈La〉(Gypsu)의 배합이므로 기본 8탕의 분류에서는 강양화방탕(强陽和方湯) (PK-1)에 속하게 됩니다.

이뇨(利尿)작용이 상당히 있는 화방탕(和方湯)입니다. 〈La〉(Gypsu)의 편성에 의해 이 탕(湯)은 체내에 수분을 모으는 작용을 갖습니다만, Ephe, Pru의 심박출량(心拍出量) 증가작용으로 최종적으로는 이뇨(利尿)작용을 발현(發現)한다고 추정됩니다.

흉강내(胸腔內)에 저류(貯留)된 여분의 수분(「천(喘)」의 하나의 원인)을 이뇨(利尿)에 의해 배출하므로 「천(喘)」을 개선할 수 있다고 생각됩니다. 체력이 어느 정도 있고 땀은 자연히 나오는 경향[자한(自汗)]이고, 혹 열(熱)이 있어도 오한(惡寒)은 없으며, 목이 마르고 천(喘, 호흡곤란)이 있는 듯한 상태에 적합한 약방(藥方)입니다.

▷응용

1. 기관지 천식(喘息).
2. 감기 후의 기관지염(氣管支炎).
3. 기관지확장증(氣管支擴張症).
4. 폐렴(肺炎).
5. 백일해(百日咳).
6. 심장성천식(心臟性喘息).
7. 야뇨증(夜尿症).

▷비고

1. 이 탕(湯)은 기관지 천식의 발작 개선에 가장 빈번하게 사용되고 있으며, 또 효과도 좋은 유효한 탕(湯)입니다. 단순히 발작 중지만이 아니라, 장기간 복용하면 체질을 변하게 하여 발작의 횟수와 정도(程度)를 경감(輕減)시킬 수 있습니다. 이것은 수차 경험한 내용입니다.

2. 이 탕(湯)으로 「유뇨(遺尿)」를 치료한 보고가 있습니다. 이 탕(湯)뿐만 아니라 마황(麻黃)이 들어 있는 탕(湯)으로 「유뇨(遺尿)」와 「야뇨(夜尿)」를 치료한 예(例)가 여러 군데 있습니다. 「마황(麻黃)」이 지니고 있는 각성(覺醒)작용 등이, 어떤 관련을 가지고 있을지도 모릅니다.

▶백호가인삼탕(白虎加人蔘湯)

▷구성식(構成式)

Ane Gi Gypsu La Ory

Ane[지모(知母)], Gi[인삼(人蔘)], Gypsu[석고(石膏)], La[감초(甘草)], Ory[갱미(粳米)]

▷구조식(構造式)

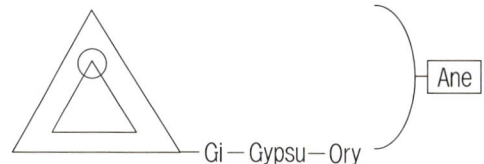

▷기본목표 [유취방광의(類聚方廣義)―제83번]

○백호탕증(白虎湯証) 이심하비경자(而心下痞硬者)

[백호탕증(白虎湯証), 즉 대갈인음(大渴引飮), 번조(煩躁)하는 자(者)로서 심하비경(心下痞硬)하는 자]

▷용량

Ane	Gi	Gypsu	La	Ory
6	2	16	2	9

▷탕(湯)의 생약구성과 기본성격

○제1류약은 La의 한방제(汗方劑)이고, 제2류약은 Gi와 Gypsu, Ory의 화방제(和方劑)이고, 제3류약은 Ane의 화방제(和方劑)입니다.

〈La〉(Gypsu)의 배합이므로 기본 8탕의 분류에서는 강양화방탕(強陽和方湯)(PK-1)에 속하게 됩니다.

상당한 이뇨(利尿)작용이 있는 화방탕(和方湯)입니다. 이 경우, 이뇨(利尿)라 해도 체내에 수분을 충분히 골고루 보낸 후 생기는 이뇨(利尿)입니다.

〈La〉(Gypsu)의 편성에 의해 이 탕(湯)은 체내에 수분을 모으는 작용을 갖는데, 여기에 또 Gi, Ory, Ane 등 모두 체내에 수분을 저류(貯留)시키는 작용이 있다고 생각되는 생약이 추가되어 있어서, 더욱더 그 작용이 강해져 있습니다. 전형적으로는 체내의 수분결핍이 심하고, 구갈(口渴)이 심할 때에 사용되는 탕(湯)입니다.

▷응용

1. 열성병(熱性病)으로, 발한(發汗)과 사하(瀉下)를 한 후, 그 결과로 체내(體內)가 고도(高度)의 수분결핍상태(水分缺乏狀態)로 되고, 또 체내에는 열(熱)이 가득 차 있는 상태.

2. 일사병(日射病)과 열사병(熱射病).

3. 요붕증(尿崩症) 또는 당뇨병(糖尿病)으로 구설(口舌)이 건조하고, 아주 심하게 음수(飲水)를 원하는 상태.

4. 조상태(躁狀態)의 정신병으로, 매우 목말라하고 음수(飲水)를 원하는 상태.

5. 번갈(煩渴)이 있고 두통 또는 안통(眼痛), 치통(齒痛) 등이 있는 상태.

6. 아토피성 피부염, 습진 등 각종 피부염.

▷비고

1. 필자(筆者)는 아토피성 피부염에 이 탕(湯)을 인삼(人蔘) 4g, 석고(石膏) 48g으로 증량(增量)하여 빈용(頻用)하였는데, 좋은 효과를 얻었습니다. 이 경우 반드시 구갈(口渴)이 있을

필요는 없는 것 같습니다. (증례집 참조)

2. 어떤 종(種)의 습진에는 이 탕(湯)이 효과가 있습니다. 증례집에 습진의 증례를 게재해 두었습니다. 이 예(例)는 사지(四肢)와 체간부(體幹部)에 꽤 광범위하게 펼쳐지는 범발성습진(汎發性濕疹)이라 일컬어지는 중증(重症)의 습진이었는데, 이 탕(湯)으로 잘 치유할 수 있었습니다.

3. Gi는 Panax ginseng[인삼(人蔘)]의 생략기호입니다.

▶오령산(五苓散)*

▷구성식(構成式)

A Atra Ci Ho Poly

A[택사(澤瀉)], Atra[백출(白朮)], Ci[계지(桂枝)], Ho[복령(茯苓)], Poly[저령(猪苓)]

▷구조식(構造式)

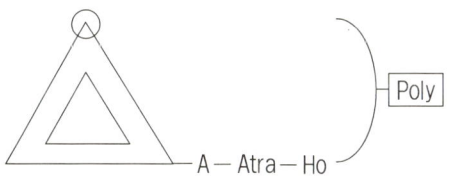

▷기본목표 [유취방광의(類聚方廣義)—제48번]

○소갈(消渴) 소변불리(小便不利) 혹갈욕음수(或渴欲飲水) 수입즉토자(水入則吐者)

[소갈(消渴)하고, 소변이 불리(不利)하고, 혹은 갈증으로 물을 마시고자 하고, 물을 마시면 즉시 토(吐)하는 자(者)]

▷**용량**

A	Atra	Ci	Ho	Poly
4	3	2	3	3

▶복령행인감초탕(茯苓杏仁甘草湯)*

▷구성식(構成式)

Ho La Pru

Ho[복령(茯苓)], La[감초(甘草)], Pru[행인(杏仁)]

▷구조식(構造式)

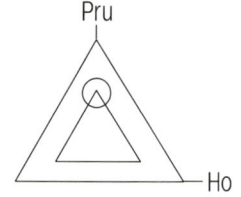

▷기본목표 [유취방광의(類聚方廣義)—제34번]

○계이흉중비자(悸而胸中痺者)

[계(悸)하고 흉중비(胸中痺)하는 자(者)]

▷용량

Ho	La	Pru
3	1	2

▶산조인탕(酸棗仁湯)*

▷구성식(構成式)

Ane Cni Ho La Spi

Ane[지모(知母)], Cni[천궁(川芎)], Ho[복령(茯苓)], La[감초(甘草)], Spi[산조인(酸棗仁)]

▷구조식(構造式)

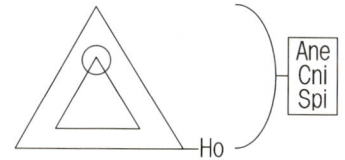

▷기본목표 [유취방광의(類聚方廣義)—제141번]

○번조부득면자(煩躁不得眠者)

[번조(煩躁)하고 잠을 잘 못 이루는 자(者)]

▷용량

Ane	Cni	Ho	La	Spi
2	2	2	1	12

▶월비가출탕(越婢加朮湯)*

▷구성식(構成式)

Atra Ephe Gypsu La Zi Zin

Atra[백출(白朮)], Ephe[마황(麻黃)], Gypsu[석고(石膏)], La[감초(甘草)], Zi[대조(大棗)], Zin[생강(生薑)]

▷구조식(構造式)

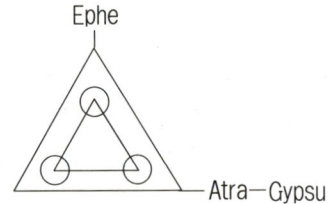

▷기본목표 [유취방광의(類聚方廣義)─제70번]

○월비탕증(越婢湯証) 이소변불리자(而小便不利者)

[월비탕증(越婢湯証)으로 소변불리(小便不利)한 자(者)]

▷용량

Atra	Ephe	Gypsu	La	Zi	Zin
4	6	8	2	4	3

▶목방기탕(木防己湯)*

▷구성식(構成式)

Ci Co Gi Gypsu

Ci[계지(桂枝)], Co[목방기(木防己), 한방기(漢防己)], Gi[인삼(人蔘)], Gypsu[석고(石膏)]

▷구조식(構造式)

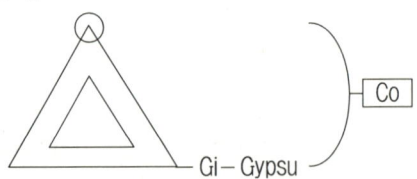

▷기본목표 [유취방광의(類聚方廣義)—제173번]

    ○수병(水病) 천만(喘滿) 심하비견(心下痞堅) 번갈이상충자(煩渴而上衝者)

    [수병(水病)으로, 천만(喘滿)하고, 심하비견(心下痞堅)하며, 번갈(煩渴)하고 상충(上衝)하는 자(者)]

▷용량

Ci	Co	Gi	Gypsu
2	3	4	12

▶방기황기탕(防己黃耆湯)*

▷구성식(構成式)

Atra Co He La Zi Zin

Atra[백출(白朮)], Co[방기(防己)], He[황기(黃耆)], La[감초(甘草)], Zi[대조(大棗)], Zin[생강(生薑)]

▷구조식(構造式)

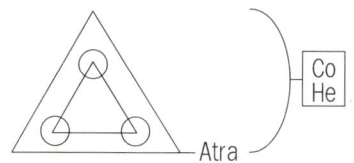

▷기본목표 [유취방광의(類聚方廣義)—제176번]

    ○수병(水病) 신중(身重) 한출오풍(汗出惡風) 소변불리자(小便不利者)

    [수병(水病)으로, 몸이 무겁고 땀이 나면서 오풍(惡風)하고, 소변(小便)이 불리(不利)한 자(者)]

▷용량

Atra Co He La Zi Zin
  3   4   5   2   3   3

············▷ 약양화방탕(弱陽和方湯) (PK-2)

▶소시호탕(小柴胡湯)

▷구성식(構成式)

Bu Gi La Pi Scu Zi Zin

Bu[시호(柴胡)], Gi[인삼(人蔘)], La[감초(甘草)], Pi[반하(半夏)], Scu[황금(黃芩)], Zi[대조(大棗)], Zin[생강(生薑)]

▷구조식(構造式)

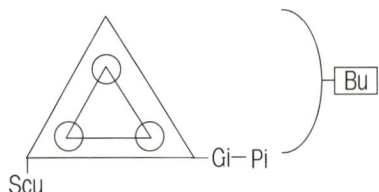

▷기본목표 [유취방광의(類聚方廣義)―제75번]

○흉협고만(胸脇苦滿) 왕래한열(往來寒熱) 심하비경이구자(心下痞硬而嘔者)

[흉협고만(胸脇苦滿), 왕래한열(往來寒熱) 심하비경(心下痞硬)하고, 구(嘔)하는 자(者)]

▷**용량**

Bu	Gi	La	Pi	Scu	Zi	Zin
8	3	3	8	3	3	3

▷**탕(湯)의 생약구성과 기본성격**

　ㅇ제1류약은 La의 한방제(汗方劑), 그리고 Zi의 하방제(下方劑)와 Zin의 화방제(和方劑)이고, 제2류약은 Scu의 하방제(下方劑)와 Gi, Pi의 화방제(和方劑)입니다. 제3류약에 Bu가 추가되어 있습니다.

　〈Zi Zin〉(Pi Scu)의 배합이므로 기본 8탕의 분류에서는 약양화방탕(弱陽和方湯) (PK-2)에 속하게 됩니다.

　중등도(中等度)의 화방(和方)작용[반발한(反發汗)·반설사(反泄瀉)·반구토(反嘔吐) 작용]을 갖는 화방탕(和方湯)입니다. 제1류약 〈La Zi Zin〉에 의해, 체내에 수분을 모으는 작용과 위장관(胃腸管)에서 수분의 배출을 억제 작용을 갖고 있는데다가, Scu가 갖는 설사개선작용(泄瀉改善作用), Pi가 갖는 반구토(反嘔吐) 작용이 첨가되고, 게다가 Bu, Gi의 작용이 추가되어 매우 다채로운 효능이 있는 약방(藥方)이 됩니다.

▷**응용**

1. 각종 열성병(熱性病)의 중기(中期), 전형적으로는 한열왕래(寒熱往來)를 나타내는 상태.
2. 만성 기관지염.
3. 만성 간염.
4. 교원병(膠原病).
5. 신(腎)질환.
6. 기타 병태(病態)에서 체력이 중등도(中等度)에 있고, 흉협고만(胸脇苦滿)의 증후가 있는 경우 등.

▷비고

1. 이 탕(湯)은 원전(原典)상으로도 매우 여러 가지 병태(病態)에 사용하게 되어 있고, 실제로도 여러 가지 면(面)에서 응용례가 다수 보고되어 있습니다.

2. Bu는 Bupleurum falcatum[시호(柴胡)]의 생략기호입니다.

3. 소시호탕(小柴胡湯)의 「소(小)」는 대시호탕(大柴胡湯)의 「대(大)」와 대응하는 것입니다. 소시호탕(小柴胡湯)의 「감초(甘草)」는 대시호탕(大柴胡湯)에서는 「지실(枳實)」로 대신하고 있습니다. 그만큼 사하(瀉下)작용이 커지기 때문에, 대시호탕(大柴胡湯)으로 되고, 그에 비해 사하(瀉下)작용이 작은 쪽은 소시호탕(小柴胡湯)으로 하고 있는 것 같습니다.

▶대시호탕(大柴胡湯)

▷구성식(構成式)

Au Bu Pa Pi (Rhe) Scu Zi Zin

Au[지실(枳實)], Bu[시호(柴胡)], Pa[작약(芍藥)], Pi[반하(半夏)], [Rhe(대황(大黃)], Scu[황금(黃芩)], Zi[대조(大棗)], Zin[생강(生薑)]

▷구조식(構造式)

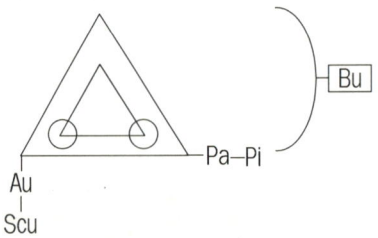

▷기본목표 [유취방광의(類聚方廣義)—제51번]

ㅇ소시호탕증(小柴胡湯証)　이복만구련구극자(而腹滿拘攣嘔
劇者)

[소시호탕증(小柴胡湯証)으로 복만(腹滿)하고, 구련(拘攣)
하며, 구(嘔)가 극심한 자(者)]

▷용량

Au	Bu	Pa	Pi	(Rhe)	Scu	Zi	Zin
8	3	3	8	0	3	3	5

▷탕(湯)의 생약구성과 기본성격

ㅇ제1류약은 Zi의 하방제(下方劑)와 Zin의 화방제(和方劑)
이고, 제2류약은 Au, Scu의 하방제(下方劑)와 Pa, Pi의 화방
제(和方劑)입니다. 여기에 제3류약인 Bu가 추가되어 있습니다.

〈Zi Zin〉(Pi Scu)의 배합이므로 기본 8탕의 분류에서는 약
양화방탕(弱陽和方湯) (PK-2)에 속하게 됩니다.

중등도(中等度)의　화방(和方)작용[반발한(反發汗)·반설사
(反泄瀉)·가벼운 사하(瀉下)작용]을 갖는 화방탕(和方湯)입
니다. 제1류약 Zi, Zin에 의해, 위장관(胃腸管)에서의 수분의
배출억제 작용이 있는데다가, Scu가 갖는 설사 개선작용, Pi가
갖는 반구토(反嘔吐) 작용, Au의 「흉복부 충만감 개선작용(胸
腹部充滿感改善作用)」, 또 Pa의 「복구련(腹拘攣)을 제거하는
작용」이 첨가되고, 거기에 Bu의 작용이 추가되어, 매우 다채로
운 효능이 있는 약방(藥方)으로 되어 있습니다. 소시호탕증(小
柴胡湯證)보다 더욱 실증(實証)이고, 복만(腹滿)이 강한 사람
에게 적합한 탕(湯)입니다.

▷응용

1. 당뇨병(糖尿病).
2. 비만증(肥滿症).
3. 고혈압증(高血壓症).
4. 반신불수(半身不隨)
5. 심(心)질환.
6. 기타 여러 가지 병태(病態)에서, 영양 과다 경향이 있고, 흉협고만(胸脇苦滿)이 있는 사람.

▷비고

1. 이 탕(湯)은 「강치본상한론(康治本傷寒論)」뿐만 아니라 「송판상한론(宋板傷寒論)」에서도 대황(大黃)은 기재되어 있지 않습니다. 「금궤요략(金匱要略)」과 그 영향을 많이 받고 있는 「주해상한론(注解傷寒論)」에서는 대황(大黃)이 들어간 대시호 탕(大柴胡湯)이 기재되어 있습니다. 대황(大黃)이 들어 있지 않은 대시호탕(大柴胡湯)이 원시형(原始型)이었다고 생각됩니다. 실제로는 변통(便通)상태에 따라서 대황(大黃)의 유무를 정하면 좋겠다고 생각합니다.

2. Au는 Citrus aurantoum[지실(枳實)]의 생략기호입니다.

▶시호계지건강탕(柴胡桂枝乾薑湯)

▷구성식(構成式)

Bu Ci La Ostre Scu Trir Zinsic

Bu[시호(柴胡)], Ci[계지(桂枝)], La[감초(甘草)], Ostre[모려(牡蠣)], Scu[황금(黃芩)], Trir[괄루근(栝樓根)] Zinsic[건강(乾薑)]

▷구조식(構造式)

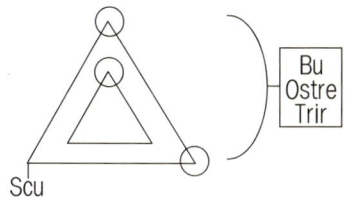

▷기본목표 [유취방광의(類聚方廣義)―제79번]

○소시호탕증(小柴胡湯証) 이불구불비(而不嘔不痞) 상충이
갈(上衝而渴) 흉복유동자(胸腹有動者)

[소시호탕증(小柴胡湯証)에서 구토하지 않고, 비(痞)하지
않고, 상충(上衝)하면서, 목이 마르고 흉복(胸腹)에 동
(動) 있는 자(者)]

▷용량

Bu	Ci	La	Ostre	Scu	Trir	Zinsic
8	3	2	2	3	3	1

▷탕(湯)의 생약구성과 기본성격

○제1류약은 Ci, La의 한방제(汗方劑)와 Zinsic의 화방제(和
方劑)이고, 제2류약은 Scu의 하방제(下方劑)이고, 여기에 제3
류약인 Bu, Ostre, Trir가 추가되어 있습니다.

〈Zinsic〉〈Scu〉의 배합이지만, 이것은 〈Zin〉〈Scu〉의 특수형
(特殊型)이라 생각되므로, 이 탕(湯)은 기본 8탕의 분류에서는
약양화방탕(弱陽和方湯)(PK-2)에 속하게 됩니다.

중등도(中等度)의 화방(和方)작용[반발한(反發汗)·반설사
(反泄瀉)·반구토(反嘔吐) 작용]을 갖는 화방탕(和方湯)입니
다. 제1류약 La, Zinsic에 의해, 체내에 수분을 모으고, 위장관
(胃腸管)으로 부터 수분의 배출을 억제하는 작용이 있고, Scu

가 갖는 설사 개선작용, Ci가 갖는 상충(上衝)의 개선작용, Bu
의 흉협고만(胸脇苦滿) 개선작용, Ostre의 갈(渴)과 심번(心
煩)을 개선하는 작용, Trir의 갈(渴)과 소변불리(小便不利)를
개선하는 작용 등이 첨가되어, 소시호탕증보다 더욱 허증(虛
証)이면서, 상충(上衝)과 흉복(胸腹)의 동계(動悸)등이 있는
사람에게 적합한 탕(湯)입니다.

▷응용

  1. 소시호탕(小柴胡湯)과 유사하지만, 더욱 허증(虛証)이고,
    두한(頭汗)과 도한(盜汗), 구갈(口渴)과 심계항진(心悸亢
    進), 심번(心煩)경향이 있는 경우.

▷비고

  1. Ostre는 Ostrea gigas[모려(牡蠣)]의 생략기호이고, Trir
는 Trichosanthes radix[괄루근(栝樓根)], Zinsic는 Zingiber
siccatum[건강(乾薑)]의 생략기호입니다.

▶반하사심탕(半夏瀉心湯)

▷구성식(構成式)
  Cop Gi La Pi Scu Zi Zinsic

  Cop[황련(黃連)], Gi[인삼(人蔘)], La[감초(甘草)], Pi[반하
(半夏)], Scu[황금(黃芩)], Zi[대조(大棗)], Zinsic[건강(乾
薑)]

▷구조식(構造式)

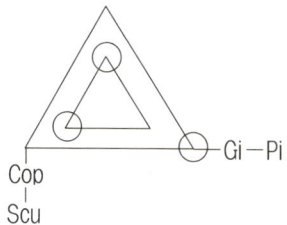

Gi—Pi

Cop
|
Scu

▷기본목표 [유취방광의(類聚方廣義)—제160번]

○구이심하비경(嘔而心下痞硬) 복중뢰명자(腹中雷鳴者)

[구(嘔)하고, 심하비경(心下痞硬)이 있고, 복중뢰명(腹中雷鳴)하는 자(者)]

▷용량

Cop	Gi	La	Pi	Scu	Zi	Zinsic
1	8	3	8	3	3	3

▷탕(湯)의 생약구성과 기본성격

○제1류약은 La의 한방제(汗方劑)와 Zi의 하방제(下方劑), 그리고 Zinsic의 화방제(和方劑)입니다. 제2류약은 Cop, Scu의 하방제(下方劑)와 Gi, Pi의 화방제(和方劑)입니다.

〈Zi〉(Pi Scu)의 배합이므로 이 탕(湯)은 기본 8탕의 분류에서는 약양화방탕(弱陽和方湯) (PK-2)에 속하게 됩니다.

중등도(中等度)의 화방(和方)작용[반발한(反發汗) · 반설사(反泄瀉) · 반구토(反嘔吐) 작용]을 갖는 양화방탕(陽和方湯)입니다. 제1류약 La, Zi, Zinsic에 의해 체내에 수분을 저장하고, 위장관(胃腸管)으로부터 수분의 배출을 억제하는 작용이 있고, Scu가 갖는 설사 개선작용, Pi가 갖는 구토의 개선작용, Gi, Cop의 위장 이상상태를 개선하는 작용이 첨가되어, 탕(湯)

전체로 보면 발한사하후(發汗瀉下後) 발생하는 위장관(胃腸管)의 여러 가지 증상을 개선하는 약방(藥方)으로 되어 있습니다.

▷**응용**

1. 각종 위장질환에서, 심와부(心窩部)에 답답한 감(感) 또는 위부(胃部)에 불쾌감이 있고 메스꺼움, 구토가 있는 상태.
2. 각종 위장질환에서 위부(胃部) 팽만감이 있고, 복중뢰명(腹中雷鳴)이 강하고, 설사하는 상태.
3. 딸꾹질이 있고, 심하부(心下部)에 압통과 저항이 있는 상태.
4. 기타 여러 가지 병태(病態)에서, 심하비[心下痞, 심와부의 답답한 감(感)]가 있고, 구토 또는 설사하는 경우.

▷**비고**

1. 강치본상한론(康治本傷寒論)에서는 황련(黃連)을 3량(量)이나 사용하게 되어 있는데, 현재는 경험적으로 1량(量) 정도(약 1g)를 사용하여 효과를 얻고 있으므로, 여기에서도 황련(黃連)을 1일분 1g으로 해두었습니다.

▶**반하후박탕(半夏厚朴湯)***

▷**구성식(構成式)**

Ho Ma Perif Pi Zin

Ho[복령(茯苓)], Ma[후박(厚朴)], Perif[소엽(蘇葉)], Pi[반하(半夏)], Zin[생강(生薑)]

▷구조식(構造式)

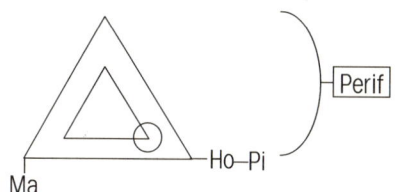

▷기본목표 [유취방광의(類聚方廣義)─제154번]

○인중여유자련(咽中如有炙臠) 혹구(或嘔) 혹심하계자(或心
下悸者)

[인중(咽中)에 고기조각 같은 것(炙臠)이 있는 느낌이고,
혹은 구(嘔)하고, 혹은 심하계(心下悸)하는 자]

▷용량

Ho	Ma	Perif	Pi	Zin
4	3	2	16	5

▶맥문동탕(麥門冬湯)*

▷구성식(構成式)

Gi La Ophi Ory Pi Zi

Gi[인삼(人蔘)], La[감초(甘草)], Ophi[맥문동(麥門冬)],
Ory[갱미(粳米)], Pi[반하(半夏)], Zi[대조(大棗)]

▷구조식(構造式)

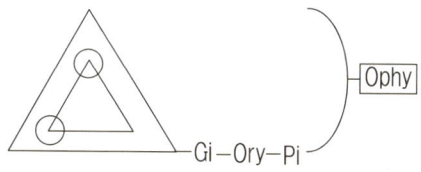

▷기본목표 [금궤요략(金匱要略)―제5번]

  ○대역상기(大逆上氣) 인후불리(咽喉不利) 지역하기자(止逆下氣者) 맥문동탕주지(麥門冬湯主之)

  [대역상기(大逆上氣)하고 인후불리(咽喉不利)한 데, 역(逆)을 멈추고 기(氣)를 내리고자 하면 맥문동탕(麥門冬湯)을 주로 사용한다]

▷용량

Gi	La	Ophi	Ory	Pi	Zi
2	2	15	4.5	16	3

▶시호계지탕(柴胡桂枝湯)*

▷구성식(構成式)

  Bu Ci Gi La Pa Pi Scu Zi Zin

  Bu[시호(柴胡)], Ci[계지(桂枝)], Gi[인삼(人蔘)], La[감초(甘草)], Pa[작약(芍藥)], Pi[반하(半夏)], Scu[황금(黃芩)], Zi[대조(大棗)], Zin[생강(生薑)]

▷구조식(構造式)

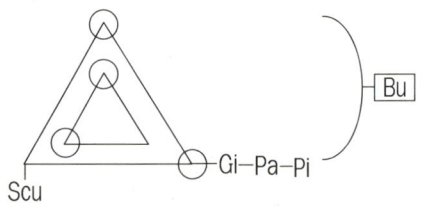

▷기본목표 [유취방광의(類聚方廣義)―제78번]

  ○소시호탕(小柴胡湯) 계지탕(桂枝湯) 이방증상합자(二方証相合者)

[소시호탕(小柴胡湯)과 계지탕(桂枝湯)의 이방증(二方証)
이 상합(相合)한 자(者)]

▷용량

Bu	Ci	Gi	La	Pa	Pi	Scu	Zi	Zin
4	1.5	1.5	1	1.5	4	1.5	1.5	1.5

▶시호가용골모려탕(柴胡加龍骨牡蠣湯)*

▷구성식(構成式)

Bu Ci Gi Ho (Mi) Os Ostre Pi Rhe Scu Zi Zin

Bu[시호(柴胡)], Ci[계지(桂枝)], Gi[인삼(人蔘)], Ho[복령
(茯苓)], Mi[연단(鉛丹)], Os[용골(龍骨)], Ostre[모려(牡蠣)],
Pi[반하(半夏)], Rhe[대황(大黃)], Scu[황금(黃芩)], Zi[대조
(大棗)], Zin[생강(生薑)]

▷구조식(構造式)

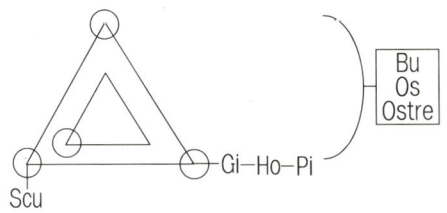

▷기본목표 [유취방광의(類聚方廣義)—제80번]

ㅇ소시호탕증(小柴胡湯証) 이흉복유동(而胸腹有動) 번조경
광(煩躁驚狂) 대변난(大便難) 소변불리자(小便不利者)
[소시호탕증(小柴胡湯証)에서, 흉복동(胸腹動)이 있고, 번
조경광(煩躁驚狂)하고, 대변난(大便難)하며, 소변(小便)이
불리(不利)한 자]

▷용량

Bu	Ci	Gi	Ho	Mi	Os	Ostre	Pi	Rhe
4	1.5	1.5	1.5	0	1.5	1.5	4	2

Scu	Zi	Zin
1.5	1.5	1.5

▶황련해독탕(黃連解毒湯)*

▷구성식(構成式)

Cop Ga Phe Scu

Cop[황련(黃連)], Ga[치자(梔子)], Phe[황백(黃柏)], Scu[황금(黃芩)]

▷구조식(構造式)

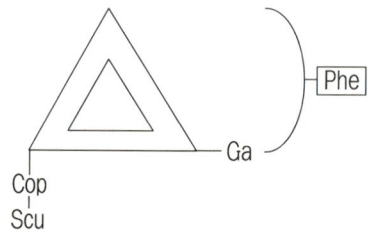

▷기본목표 [야카츠한방처방(矢數漢方處方)·주요(主要)—14번]

○심번(心煩)하고, 심하비(心下痞)하고, 몸(身)이 노란빛을 띠고 토혈(吐血)·육혈(衄血)·하혈(下血)하는 자(者).

▷용량

Cop	Ga	Phe	Scu
2	2	1.5	3

▶육군자탕(六君子湯)*

▷구성식(構成式)

La Zi Zin Atra Gi Ho No Pi

La[감초(甘草)], Zi[대조(大棗)], Zin[생강(生薑)], Atra[백출(白朮)], Gi[인삼(人蔘)], Ho[복령(茯苓)], No[귤피(橘皮)], Pi[반하(半夏)]

▷구조식(構造式)

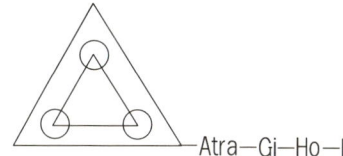

Atra—Gi—Ho—No—Pi

▷기본목표 [야카츠한방처방(矢數漢方處方)·주요(主要)—143번]

○사군자탕증(四君子湯証)과 이진탕증(二陳湯証)이 상합(相合)한 자(者)

▷용량

La	Zi	Zin	Atra	Gi	Ho	No	Pi
2	2	2	4	4	4	4	4

·········· ▷ 강음화방탕(强陰和方湯) (NK-1)

▶ 사역탕(四逆湯)

▷ 구성식(構成式)

Aco La Zinsic

Aco[부자(附子)], La[감초(甘草)], Zinsic[건강(乾薑)]

▷ 구조식(構造式)

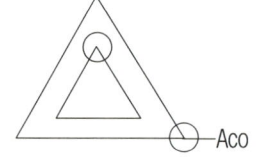

▷ 기본목표 [유취방광의(類聚方廣義)―제114번]

○사지궐역(四肢厥逆) 신체동통(身體疼痛) 하리청곡(下痢淸穀) 혹소변청리자(或小便淸利者)

[사지궐역(四肢厥逆)하고, 신체동통(身體疼痛)하고, 하리청곡(下痢淸穀)하거나 혹은 소변이 맑게 잘 나오는 자(者)]

▷ 용량

Aco	La	Zinsic
1	2	1.5

▷ 탕(湯)의 생약구성과 기본성격

○제1류약은 La의 한방제(汗方劑), Zinsic의 화방제(和方劑)이고, 제2류약은 Aco의 화방제(和方劑)입니다.

〈Zinsic〉(Aco)의 배합이므로, 기본 8탕의 분류에서는 강음화방탕(強陰和方湯) (NK-1)에 속하게 됩니다.

고도(高度)의 화방(和方)작용[반발한(反發汗)·반설사(反泄瀉)·반구토(反嘔吐) 작용]을 갖는 음화방탕(陰和方湯)입니다. 제1류약인 La, Zinsic에 의해, 체내에 수분을 저장하는 작용과 위장관(胃腸管)으로부터의 수분의 배출을 억제하는 작용이 있는데다가, Aco가 갖는 강력한 수분보지(水分保持)작용, 따뜻하게 하는 작용, 진통(鎭痛)작용 등이 첨가되어, 3미(味)이지만 설사와 말초순환 부전(不全)[궐(厥)]에 강력하게 작용하는 탕(湯)입니다.

아주 체력이 떨어진 사람으로, 체내수분이 결핍되어 있고, 설사와 말초순환 부전(不全) 증상을 나타내고 있는 사람 등에 적응합니다.

▷응용

1. 각종 질환에서 체력이 고도로 감퇴되어, 수족궐역(手足厥逆)하는 제병태(諸病態).

2. 각종 질환에서 체력이 고도로 감퇴되어, 완곡설사(完穀泄瀉)를 발(發)하는 제병태(諸病態).

3. 발한(發汗)과 사하(瀉下)의 도(度)가 지나쳐서, 체내수분이 고도로 감소하여, 말초순환 부전(不全)을 초래하고 신체동통(身體疼痛), 사지구급(四肢拘急), 오한, 복통, 설사 또는 딸꾹질 등 여러 가지 이상상태를 나타내는 병태.

▷비고

1. 발한후(發汗後)나 사하후(瀉下後), 실혈(失血)과 수술 후, 기타 여러 가지 오치(誤治) 후, 체력이 점차 감소되어 음병(陰病)상태가 되었을 때에는 항상 그 사용을 고려해 보아야 하는

탕(湯)입니다.

2. 사역탕(四逆湯)의 사용법을 잘 알 수 있는 조문(條文)은, 사역탕(四逆湯)에 감초(甘草)를 증량(增量)한 통맥사역탕(通脈四逆湯)의 조문(條文)에서 볼 수 있습니다.

3. Aco는 Aconitium japonicum[부자(附子)]의 생략기호입니다.

▶복령사역탕(茯苓四逆湯)

▷구성식(構成式)
Aco Gi Ho La Zinsic

Aco[부자(附子)], Gi[인삼(人蔘)], Ho[복령(茯苓)], La[감초(甘草)], Zinsic[건강(乾薑)]

▷구조식(構造式)

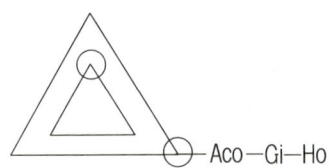

▷기본목표 [유취방광의(類聚方廣義)—제117번]
○사역가인삼탕증(四逆加人蔘湯証) 이계자(而悸者)

[사역가인삼탕증(四逆加人蔘湯証) 〈사역탕의 증(証)에서 심하비경(心下痞硬)하는 증(証)〉에서 계(悸)하는 자]

▷용량

Aco	Gi	Ho	La	Zinsic
1	2	4	2	1.5

▷ 탕(湯)의 생약구성과 기본성격

○제1류약은 La의 한방제(汗方劑)와 Zinsic의 화방제(和方劑)이고, 제2류약은 Aco, Gi, Ho의 화방제(和方劑)입니다.

〈Zinsic〉(Aco Gi)의 배합이므로 기본 8탕의 분류에서는 강음화방탕(强陰和方湯) (NK-1)에 속하게 됩니다.

고도(高度)의 화방(和方)작용[반발한(反發汗)·반설사(反泄瀉)·반구토(反嘔吐) 작용]을 갖는 음화방탕(陰和方湯)입니다. 사역탕(四逆湯)에 Gi, Ho가 첨가되어 화방(和方)작용[반발한(反發汗)·반설사(反泄瀉)·반구토(反嘔吐) 작용]이 강화되어 있습니다. 사역탕(四逆湯)보다 더욱 강력한 화방(和方)작용을 갖는 약방(藥方)입니다. 전형적으로는 탈수(脫水)가 심하여, 번조(煩躁, 몸부림치며 괴로워함)가 생기는 상태에 적합합니다.

아주 체력이 떨어진 사람으로, 체내수분이 결핍상태에 있고, 설사와 말초순환 부전(不全)의 증상을 나타내고 있는 사람 등에 적응합니다.

▷ 응용

1. 사역탕(四逆湯)의 적응 병태(病態)에서 구토(嘔吐), 설사(泄瀉), 궐랭(厥冷)이 더욱 심하고 번조(煩躁)하는 상태.
2. 발한(發汗), 설사(泄瀉), 실혈(失血) 후, 또는 기타 여러 가지 치료 후, 혈관내(血管內) 수분의 격감(激減)상태가 생기고 번조(煩躁)하는 듯한 상태.

▷ 비고

1. 여러 가지 질환의 각종 가료(加療)에 의해 체력이 감퇴되고, 혈관내(血管內) 수분이 격감하여 번조(煩躁)하는 병태에 그 응용을 고려해 보아야 할 탕(湯)입니다.
2. 「총론(總論)」에서 언급했지만, 간경변(肝硬變)에 의한 복

수(腹水)로, 몇 번이나 복수천자(腹水穿刺)를 받은 환자에게
서양약의 이뇨제(라식스와 알닥톤 A)와 오령산료(五苓散料)
를 병용(倂用)했습니다만, 조금도 복수(腹水)는 경감(輕減)되
지 않았습니다. 그러나 오령산료(五苓散料)를 복령사역탕(茯苓
四逆湯)의 가미방(加味方)으로 전방(轉方)한 후, 대량의 이뇨
(利尿)가 생기고 그토록 심하던 복수(腹水)도 개선된 예(例)
를 경험하였습니다. 그 환자는 심한 복수(腹水)로, 배가 매우
팽팽하고 괴로워서 환자자신이 복수천자(腹水穿刺)를 강하게
요구할 정도였는데, 하퇴부종(下腿浮腫)은 없고 맥(脈)은 미약
하고 혈압은 저하되어 있었으므로, 혈관내(血管內) 수분의 격
감(激減)이 있음에 틀림없다고 판단하여 복령사역탕(茯苓四逆
湯)의 사용을 결단한 것입니다.

　3. 용량의 항(項)에 기록한 각 생약(生藥)의 양(量)은 어디
까지나 기준량이고 환자의 상태에 따라서 2배량 또는 3배량
정도까지 사용할 수 있습니다. 부자(附子) 등을 6배량 이상 사
용하는 일도 자주 있습니다.

▶인삼탕(人蔘湯)*

▷구성식(構成式)
　Atra Gi La Zinsic
　Atra[백출(白朮)], Gi[인삼(人蔘)], La[감초(甘草)], Zinsic
[건강(乾薑)]

▷구조식(構造式)

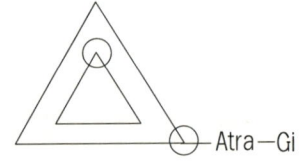

▷기본목표 [유취방광의(類聚方廣義)—제33번]

○심하비경(心下痞硬)　소변불리(小便不利)　혹급통(或急痛)
혹흉중비비자(或胸中秘痺者)

[심하비경(心下痞硬)하고,　소변불리(小便不利)하고,　혹은
급통(急痛)하고 혹은 흉중비(胸中痺)하는 자(者)]

▷용량

Atra	Gi	La	Zinsic
3	3	3	3

▶계지인삼탕(桂枝人蔘湯)*

▷구성식(構成式)

Atra Ci Gi La Zinsic

Atra[백출(白朮)],　Ci[계지(桂枝)],　Gi[인삼(人蔘)],　La[감
초(甘草)],　Zinsic[건강(乾薑)]

▷구조식(構造式)

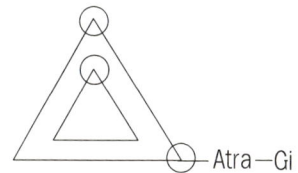

▷기본목표 [유취방광의(類聚方廣義)—제32번]

○인삼탕증(人蔘湯証) 이상충급박극자(而上衝急迫劇者)

[인삼탕증(人蔘湯証)으로　상충(上衝)하고　급박(急迫)이
심한 자(者)]

▷용량

Atra	Ci	Gi	La	Zinsic
3	4	3	4	3

▶대건중탕(大建中湯)*

▷구성식(構成式)

Dul Gi Za Zinsic

Dul[교이(膠飴)], Gi[인삼(人蔘)], Za[촉초(蜀椒)], Zinsic[건강(乾薑)]

▷구조식(構造式)

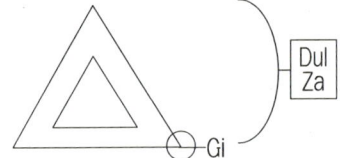

▷기본목표 [유취방광의(類聚方廣義)―제165번]

○흉복대통(胸腹大痛) 구불능음식(嘔不能飮食) 복피기(腹皮起) 여유두족자(如有頭足者)

[흉복대통(胸腹大痛)하고, 구(嘔)하여 음식(飮食)하지 못하고, 복피(腹皮)가 일어나서, 복내(腹內)에 두족(頭足)이 있는 것과 같은 자(者)]

▷용량

Dul	Gi	Za	Zinsic
20	2	1	4

▶영감강미신하탕(苓甘薑味辛夏湯)*

▷구성식(構成式)

Asa Ho La Pi Schi Zinsic

Asa[세신(細辛)], Ho[복령(茯苓)], La[감초(甘草)], Pi[반하(半夏)], Schi[오미자(五味子)] Zinsic[건강(乾薑)]

▷구조식(構造式)

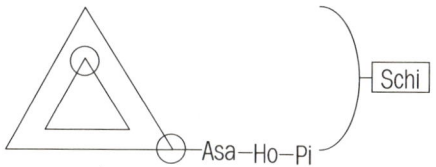

▷기본목표 [유취방광의(類聚方廣義)―제42번]

○영감오미강신탕증(苓甘五味薑辛湯証) 이구자(而嘔者)

[영감오미강신탕증(苓甘五味薑辛湯証)으로서 구(嘔)하는 자(者)]

▷용량

Asa	Ho	La	Pi	Schi	Zinsic
3	4	3	8	3	3

▷약음화방탕(弱陰和方湯) (NK-2)

▶진무탕(眞武湯)

▷구성식(構成式)
Aco Atra Ho Pa Zin

Aco[부자(附子)], Atra[백출(白朮)], Ho[복령(茯苓)], Pa[작약(芍藥)], Zin[생강(生薑)]

▷구조식(構造式)

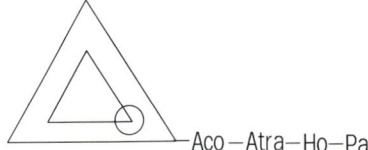

Aco—Atra—Ho—Pa

▷기본목표 [유취방광의(類聚方廣義)—제114번]
○심하계(心下悸) 신윤동(身瞤動) 진진욕벽지(振振欲擗地) 복통(腹痛) 소변불리(小便不利) 혹구(或嘔) 혹설사자(或泄瀉者)

[심하계(心下悸)하고, 몸에 경련이 일어나고, 흔들려서 땅에 쓰러질 것처럼 되고 복통(腹痛)이 있고, 소변불리(小便不利)하고, 혹(或)은 구(嘔)하고, 혹(或)은 설사하는 자(者)]

▷용량

Aco	Atra	Ho	Pa	Zin
1	3	3	3	3

▷탕(湯)의 생약구성과 기본성격

○제1류약은 Zin의 화방제(和方劑)이고, 제2류약은 Aco, Atra, Ho, Pa의 화방제(和方劑)입니다.

〈Zinsic(一)〉〈Aco Pa)의 배합이므로 기본 8탕의 분류에서는 약음화방탕(弱陰和方湯) (NK-2)에 속하게 됩니다.

고도(高度)의 화방(和方)작용[반발한(反發汗)·반설사(反泄瀉)·반구토(反嘔吐) 작용]을 갖는 음화방탕(陰和方湯)입니다. 제1류약인 Zin에 의해, 반(反)설사, 반(反)구토작용이 있는데다가 제2류약도 모두 화방제(和方劑)이기 때문입니다. 체력이 매우 저하(低下)된 상태에서 소변불리(小便不利), 현기증(眩氣症), 설사(泄瀉), 복통(腹痛)과 사지(四肢)의 동통(疼痛), 구토, 해수(咳漱) 등이 있는 상태 또는 그 유사상태가 적응증이 됩니다.

▷응용

1. 감기를 비롯한 각종 열성병(熱性病)의 중기(中期) 및 후기(後期)에서 신체 쇠약한 상태.

2. 긱종 설사성 질환.

3. 각종 현훈증(眩暈症).

4. 각종 수종성(水腫性) 질환.

▷비고

1. 양증(陽証)에서는 갈근탕(葛根湯)이 실로 여러 가지 병태의 개선에 활용되고 있는데, 진무탕(眞武湯)은 음증(陰証)의 갈근탕(葛根湯)이라 부를 정도로 여러 가지 병태에 활용되고 있습니다.

▶계지가부자탕(桂枝加附子湯)

▷구성식(構成式)

Aco Ci La Pa Zi Zin

Aco[부자(附子)], Ci[계지(桂枝)], La[감초(甘草)], Pa[작약(芍藥)], Zi[대조(大棗)], Zin[생강(生薑)]

▷구조식(構造式)

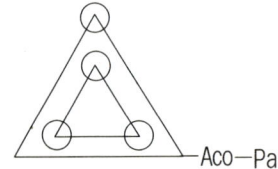

Aco—Pa

▷기본목표 [유취방광의(類聚方廣義)—제12번]

ㅇ계지탕증(桂枝湯証) 이오한(而惡寒) 혹지절미통자(或支節
微痛者)

[계지탕증(桂枝湯証)으로, 오한(惡寒) 또는 지절미통(支節
微痛)하는 자(者)]

▷용량

Aco	Ci	La	Pa	Zi	Zin
1	3	2	3	3	3

▷탕(湯)의 생약구성과 기본성격

ㅇ제1류약은 Ci, La의 한방제(汗方劑), 그리고 Zi의 하방제
(下方劑)와 Zin의 화방제(和方劑)이고, 제2류약은 Aco, Pa의
화방제(和方劑)입니다. 제3류약은 없습니다.

〈Zinsic(一)〉(Aco)의 배합이므로, 기본 8탕의 분류에서는 약음화방탕(弱陰和方湯) (NK-2)에 속하게 됩니다.

중등도(中等度)의 화방(和方)작용[반발한(反發汗)·반설사(反泄瀉)·반구토(反嘔吐) 작용]을 갖는 음화방탕(陰和方湯)입니다. 계지탕(桂枝湯)의 항(項)에서 설명한 성격에 Aco가 첨가되어 각종 통증을 제거하는 작용이 덧붙여져 있습니다.

기본적으로는 계지탕(桂枝湯)의 적응 병태이지만, 그것보다도 체내수분 결핍상태가 고도(高度)로 되어 있어서, 각종 동통(疼痛)이 있는 듯한 병태(病態)가 이 탕(湯)의 기본적인 적응 병태라고 생각하면 좋을 것입니다.

▷응용

1. 감기나 기타 열성병(熱性病)으로 발한(發汗) 후에 땀이 그치지 않고, 제종(諸種)의 동통(疼痛 : 신경통, 근육통, 관절통, 복통)이 생기고 요불리(尿不利)한 자(者).
2. 만성관절 류머티즘, 좌골신경통(坐骨神經痛), 오십견(五十肩), 기타 동통성 질환.
3. 뇌출혈(腦出血)과 기타 원인에 의한 반신불수(半身不隨) 등 운동마비를 주(主)로 하는 각종 병태.
4. 각종 소화기 질환.
5. 각종 피부과 질환.

▷비고

1. 이 탕(湯)도 응용범위가 매우 넓은 탕(湯)입니다. 대부분의 경우 백출(白朮)이 추가되어 계지가출부탕(桂枝加朮附湯)으로 사용되는 것 같습니다.

▶계지가작약탕(桂枝加芍藥湯)

▷구성식(構成式)

Ci La Pa^2 Zi Zin

Ci[계지(桂枝)], La[감초(甘草)], Pa[작약(芍藥)], Zi[대조(大棗)], Zin[생강(生薑)]

▷구조식(構造式)

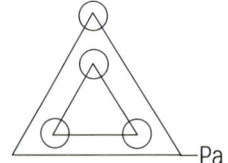

▷기본목표 [유취방광의(類聚方廣義)—제3번]

○계지탕증(桂枝湯証) 이복구련심자(而腹拘攣甚者)

[계지탕증(桂枝湯証)으로, 복구련(腹拘攣)이 매우 심한 자(者)]

▷용량

Ci	La	Pa	Zi	Zin
3	2	6	3	3

▷탕(湯)의 생약구성과 기본성격

○제1류약은 Ci, La의 한방제(汗方劑), 그리고 Zi의 하방제(下方劑)와 Zin의 화방제(和方劑)이고, 제2류약은 Pa의 화방제(和方劑)입니다. 제3류약은 없습니다.

〈Ci La〉(Ephe(一))의 배합이라 생각하면, 계지탕(桂枝湯)과 같이 약한방탕(弱汗方湯)으로 되어 버립니다만, 이 경우 Pa가

계지탕(桂枝湯) 때의 배량(6량)이 되므로, 그 작용이 탕(湯)
전체에 영향을 미쳐서, 한방탕(汗方湯)이라기보다도 음화방탕
(陰和方湯)으로서의 성격이 전면(前面)에 나와 있습니다.

그래서 이 탕(湯)의 경우 ⟨Zinsic(-)⟩(Pa)의 배합이라 생
각하여 기본 8탕의 분류에서는 약음화방탕(弱陰和方湯)
(NK-2)으로 분류해 두겠습니다.

중등도(中等度)의 화방(和方)작용[반발한(反發汗)·반설사
(反泄瀉)·반구토(反嘔吐) 작용]을 갖는 음화방탕(陰和方湯)
입니다. 계지탕(桂枝湯)의 Pa가 갖는 「복구련(腹拘攣)」의 개
선작용이 첨가되어 있습니다.

체형(體型)은 야윈형이고 체력이 떨어져 있고, 복직근(腹直
筋)은 구련(拘攣)해 있는 것이 보통이지만, 반대로 연약무력
(軟弱無力)인 경우도 있고, 증상으로서는 복만(腹滿), 구토, 식
욕부진, 설사, 복통 등이 있는 경우가 전형적인 적응 병태입니
다.

▷응용

1. 발한후(發汗後) 또는 하(下)한 후, 복만(腹滿) 또는 복통
   이 있는 상태.
2. 급성만성의 설사를 일으키는 제(諸)질환(예를 들면 궤양
   성 대장염, 크론병, 과민 대장증후군 등)에서 복만 또는
   복통이 있는 상태.
3. 소화불량에 의해 복통이 있는 상태.
4. 내장하수(內臟下垂) 체질인 사람의 변비, 복통, 요통, 탈
   항(脫肛), 치핵(痔核) 등.
5. 복막염과 복부 수술 후의 복막유착(腹膜癒着)으로 인한
   복만(腹滿) 또는 복통이 있는 상태.
6. 계지탕(桂枝湯)의 적응병태로 복허만(腹虛滿) 또는 복통,

요통이 있는 상태.

▷비고

1. 계지탕(桂枝湯)은 기본적으로 양증(陽証)의 병태에 사용하는 탕(湯)입니다만,「작약(芍藥)」을 증량(增量)함으로 인해 음증(陰証)의 병태에 사용하게 되는 것은 흥미있는 일입니다.

이와 같은 것은「부자(附子)」에 대해서도 말할 수 있습니다만[계지가부자탕(桂枝加附子湯)], 항상 그렇게 되는 것은 아닙니다. 예를 들면 갈근탕(葛根湯)에「백출(白朮)」과「부자(附子)」를 첨가한 갈근가출부탕(葛根加朮附湯)은 반드시 음증(陰証)의 병태에만 사용한다고는 할 수 없는 것입니다.

생약구성과 추가되는 생약의 양(量)에도 관련이 있기 때문이라고 생각합니다.

▶계지가작약대황탕(桂枝加芍藥大黃湯)

▷구성식(構成式)

Ci La Pa^2 Rhe Zi Zin

Ci[계지(桂枝)], La[감초(甘草)], Pa[작약(芍藥)], Rhe[대황(大黃)], Zi[대조(大棗)], Zin[생강(生薑)]

▷구조식(構造式)

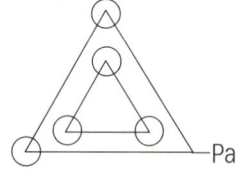

▷기본목표 [유취방광의(類聚方廣義)—제8번]

○계지가작약탕증(桂枝加芍藥湯証) 이유정체자(而有停滯者)

　[계지가작약탕증(桂枝加芍藥湯証)에서 정체(停滯)가 있는 자(者)]

▷용량

Ci　La　Pa　Rhe　Zi　Zin
3　　2　　6　　2　　3　　3

▷탕(湯)의 생약구성과 기본성격

○제1류약은 Ci, La의 한방제(汗方劑), 그리고 Rhe, Zi의 하방제(下方劑)와 Zin의 화방제(和方劑)이고, 제2류약은 Pa의 화방제(和方劑)입니다. 제3류약은 없습니다.

〈Zinsic(一)〉(Pa)의 배합이므로, 기본 8탕의 분류에서는 약음화방탕(弱陰和方湯)(NK-2)에 속하게 됩니다.

중등도(中等度)의 화방(和方)작용[반발한(反發汗)·반설사(反泄瀉)·반구토(反嘔吐) 작용]과 하방(下方)작용(설사작용 또는 반설사작용)을 갖는 음화방탕(陰和方湯)입니다. 계지가작약탕(桂枝加芍藥湯)에 〈Rhe〉의 하방(下方)작용이 추가되어 있기 때문입니다.

체형(體型)은 야윈형이고, 체력이 저하되어 있고, 복직근(腹直筋)은 구련(拘攣)되어 있는 것이 보통이지만, 반대로 연약무력(軟弱無力)한 경우도 있고, 증상으로서는 복만(腹滿)과 변비(便秘) 또는 이급후중(裏急後重), 복통(腹痛) 등이 있는 경우가 적응 병태입니다.

▷응용

1. 계지가작약탕(桂枝加芍藥湯)의 적응병태로 이급후중(裏急

後重)이 있는 사람.

2. 계지가작약탕(桂枝加芍藥湯)의 적응병태로 변비(便秘)가 심한 사람.

3. 계지가작약탕(桂枝加芍藥湯)의 적응병태로 복만(腹滿)과 복통(腹痛)이 심한 사람.

▷비고

1. 이 탕(湯)을 「태음병(太陰病)」의 처방이라고 너무 믿어 버리면, 설사(泄瀉)가 있는 병태에는 사용할 수 있지만, 변비 (便秘)가 있는 병태에는 사용할 수 없게 됩니다. 「삼음삼양(三陰三陽)」이라는 불완전한 분류에 너무 구애받아서 일으킨 잘못입니다. 분류는 편의를 위한 것이지, 절대적인 것은 아닙니다.

▶(소)건중탕 [(小)建中湯]

▷구성식(構成式)

Ci Dul La Pa Zi Zin

Ci[계지(桂枝)], Dul[교이(膠飴)], La[감초(甘草)], Pa[작약 (芍藥)], Zi[대조(大棗)], Zin[생강(生薑)]

▷구조식(構造式)

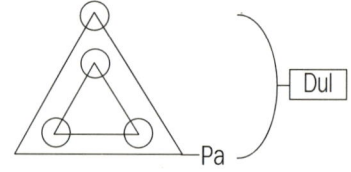

▷기본목표 [유취방광의(類聚方廣義)—제26번]

○이급(裏急) 복피구급(腹皮拘急) 급급통자(及急痛者)

[이급(裏急)하고, 복피구급(腹皮拘急) 및 급통(急痛)하는 자(者)]

▷용량

Ci	Dul	La	Pa	Zi	Zin
3	20	2	6	3	3

▷탕(湯)의 생약구성과 기본성격

○제1류약은 Ci, La의 한방제(汗方劑), 그리고 Zi의 하방제(下方劑)와 Zin의 화방제(和方劑)이고, 제2류약은 Pa의 화방제(和方劑)입니다. 제3류약은 Dul의 화방제(和方劑)입니다.

계지가작약탕(桂枝加芍藥湯)의 경우와 같이 〈Zinsic(−)〉(Pa)의 배합이라 생각하여 기본 8탕의 분류에서는 약음화방탕(弱陰和方湯) (NK-2)으로 분류해 두겠습니다.

중등도(中等度)의 화방(和方)작용[반발한(反發汗)·반설사(反泄瀉)·반구토(反嘔吐) 작용]을 갖는 음화방낭(陰和方湯)입니다. 왜냐하면, 이 탕(湯)은 계지가작약탕(桂枝加芍藥湯)에 화방(和方)작용을 갖는 Dul이 추가된 탕(湯)이기 때문입니다.

이 교이(膠飴)의 추가에 의해 복통(腹痛)이 온화하게 느슨해지거나 배변(排便)이 촉진되거나 식욕이 항진(亢進)되거나, 체력이 회복되거나 하는 작용이 한층 증강(增强)되어 있습니다.

체력이 아주 쇠약해져 있고, 체형(體型)은 약간 야위고, 복직근(腹直筋)은 구련(拘攣)되어 있는 것이 보통이지만, 베니어판상(狀)으로 힘줄이 당길 때와 복부전체가 완전히 연약무력(軟弱無力)한 때도 있고, 복만(腹滿)과 변비 또는 식욕부진이 있고, 때로는 복통이 있는 상태가 적응병태입니다.

▷응용

1. 계지가작약탕(桂枝加芍藥湯)의 적응병태이고, 식욕부진(食慾不振)이 심한 상태.
2. 발한(發汗)과다, 사하(瀉下)과다 또는 수술후(手術後) 등, 체력이 두드러지게 저하되어 있고 식욕부진(食慾不振), 복통(腹痛), 변비(便秘), 심계항진(心悸亢進), 수장족저열감(手掌足底熱感), 권태감(倦怠感) 등의 여러 가지 증상으로 괴로워하는 상태.
3. 유아(乳兒)나 소아(小兒)가 체력이 감퇴하고 밤에 울거나 야뇨증(夜尿症) 등을 일으키는 경우.

▷비고

1. 병태(病態)에 따라 이 탕(湯)에 황기(黃耆), 당귀(當歸), 인삼(人蔘), 백출(白朮), 복령(茯苓), 부자(附子) 등을 첨가하여, 보다 더 광범위한 병태(病態)에 사용할 수 있습니다. 수술후(手術後)나 말기(末期)의 병태에도 크게 활용할 수 있는 약방(藥方)입니다.

2. 「강치본상한론(康治本傷寒論)」에서는 건중탕(建中湯)으로 되어 있고 「소(小)」는 붙어 있지 않습니다. 「송판상한론(宋板傷寒論)」에서는 대건중탕(大建中湯)과 구별하기 위해 「소(小)」라는 글자가 붙여져 있습니다.

또 「강치본상한론(康治本傷寒論)」과 「송판상한론(宋板傷寒論)」에서는 감초(甘草)가 2량(兩)으로 되어 있어 계지탕(桂枝湯) 때의 양(量)과 같지만, 「금궤요략(金匱要略)」과 그 영향을 받은 「상한론(傷寒論)」에서는 감초(甘草)가 3량(兩)으로 되어 있습니다.

물론, 2량(兩) 쪽이 법칙적(法則的)으로 옳은 것이지만, 현재는 일반적으로 소건중탕(小建中湯)이라고 하면, 감초(甘草)를 3량(兩) 사용하는 것으로 인식되고 있는 것 같습니다.

체내에 수분을 멈추게 하는 면에서 생각하면, 감초(甘草)는 3량(兩) 쪽이 좋다고 생각됩니다만, 2량(兩)으로도 또한 충분히 효과가 있습니다. 요(要)는 병태(病態)에 따라 구분하여 사용하면 됩니다.

2. Dul은 Dulcium[교이(膠飴)]의 생략기호입니다.

▶작약감초탕(芍藥甘草湯)

▷구성식(構成式)

La Pa

La[감초(甘草)], Pa[작약(芍藥)]

▷구조식(構造式)

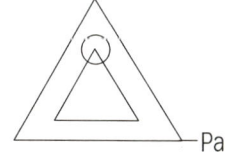

▷기본목표 [유취방광의(類聚方廣義)—제106번]

○연급급박자(攣急急迫者)

[연급(攣急)하고 급박(急迫)하는 자(者)]

▷용량

La　Pa

　3　　3

▷탕(湯)의 생약구성과 기본성격

○제1류약은 La의 한방제(汗方劑)이고, 제2류약은 Pa의 화방제(和方劑)입니다. 제3류약은 없습니다.

〈Zinsic(一)〉(Pa)의 배합이므로, 기본 8탕의 분류에서는 약음화방탕(弱陰和方湯) (NK-2)에 속하게 됩니다.

중등도(中等度)의 화방(和方)작용[반발한(反發汗)·반설사(反泄瀉)·반구토(反嘔吐) 작용]을 갖는 음화방탕(陰和方湯)입니다. La의 한방제(汗方劑)는 있지만, Ci와 Ephe가 없어 발한(發汗)작용이 없으며, 또 Pa의 반발한(反發汗), 반구토(反嘔吐), 반설사(反泄瀉) 작용이 전면(前面)에 나오기 때문입니다.

「다리에 쥐가 나거나(脚攣急)」, 「위경련(胃痙攣)」, 「복통(腹痛)」의 개선작용을 가지고 있습니다.

▷응용

1. 요부(腰部)·배부(背部)·각부(脚部)의 골격근연축(骨格筋攣縮)에 바탕을 둔 동통(疼痛)과 보행장해.
2. 내장(內臟)의 평활근연축(平滑筋攣縮)에 바탕을 둔 각종 복통[위경련, 장산통(腸疝痛), 이레우스(ileus), 담석(膽石)발작, 요로결석, 배뇨통, 자궁내막염성 복통 등].
3. 소아의 복통제증(腹痛諸症).
4. 신경통.
5. 두통.

▷비고

1. 작약감초탕(芍藥甘草湯)은 2미(味)로 구성되어 있는 단순한 탕(湯)이지만, 여러 탕(湯)의 기본소재가 되고 있습니다. 작약감초탕(芍藥甘草湯)이 포함된 다른 탕(湯)의 성격을 이해하기 위해서도 중요한 탕(湯)입니다.

▶오수유탕(吳茱萸湯)

▷구성식(構成式)

Evo Gi Zi Zin

Evo[오수유(吳茱萸)], Gi[인삼(人蔘)], Zi[대조(大棗)],
Zin[생강(生薑)]

▷구조식(構造式)

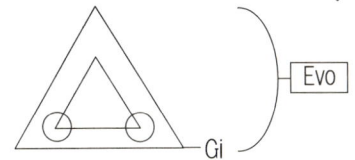

▷기본목표 [유취방광의(類聚方廣義)―제164번]

○구이흉만(嘔而胸滿) 심하비경자(心下痞硬者)

[구(嘔)하고, 흉만(胸滿)하고 심하비경(心下痞硬)하는 자
(者)]

▷용량

Evo	Gi	Zi	Zin
4	2	3	6

▷탕(湯)의 생약구성과 기본성격

○제1류약은 Zi의 하방제(下方劑)와 Zin의 화방제(和方劑)
이고, 제2류약은 Gi의 화방제(和方劑)이고, 제3류약은 Evo의
화방제(和方劑)입니다.

〈Zinsic(一)〉(Gi)의 배합으로, 기본 8탕의 분류에서는 약음
화방탕(弱陰和方湯)(NK-2)에 속하게 됩니다.

중등도(中等度)의 화방(和方)작용[반발한(反發汗)·반설사
(反泄瀉)·반구토(反嘔吐) 작용]을 갖는 음화방탕(陰和方湯)
입니다. Zi, Zin에 의해서 구토(嘔吐)와 설사(泄瀉)를 개선하
고, 거기에다가 Gi가 있으므로 체내수분결핍의 개선작용과 식
욕부진, 구토, 복통, 설사, 심번(心煩), 번조(煩躁), 오한(惡寒)
등을 개선하는 작용이 첨가되게 됩니다. 그 위에 Evo가 추가
되어 구토와 설사, 수족의 역랭(逆冷), 번조(煩躁)를 개선하는
작용도 첨가됩니다.

　체력이 약간 감퇴한 상태에서 체내수분이 가벼운 결핍상태
이고 구토와 설사, 심한 두통 또는 번조(煩躁)가 있는 상태에
사용할 수 있는 약방(藥方)입니다.

▷**응용**

1. 급성·만성위장염, 구토 또는 설사, 두통이 심한 상태.
2. 통상(通常)의 처치로는 개선할 수 없는 격심한 두통으로
건구(乾嘔) 또는 구토 또는 현훈(眩暈) 또는 수족한랭
(手足寒冷)이 있는 상태.
3. 편두통(偏頭痛).
4. 딸꾹질.

▷**비고**

1. 이 탕(湯)은 그 특이한 성격탓인지, 꽤 사용되고 있는 것
같습니다. 증례보고(症例報告)도 다수(多數) 있습니다. 당원
(當院)에서는 약 십수년 전부터 한 달에 1~2회의 두통·구토
발작이 생기고, 이틀 정도는 심한 통증으로 고통받는 생활이
계속되던 중년의 여성에게 오수유탕(吳茱萸湯)을 투여하여, 서
서히 증상을 개선시킨 증례가 있습니다.

　또 뇌외과수술후(腦外科手術後)의 노년 남성으로 입원중에

딸꾹질이 몇 일이나 계속되고(수면중에도), 어떻게 할 도리가
없는 상태에 오수유탕(吳茱萸湯)을 사용하여 유효한 증례를
경험하였습니다. 한번 경험하면 좀처럼 버리기 어려운 훌륭한
약방(藥方)입니다.

2. Evo는 Evodia rutaecarpa[오수유(吳茱萸)]의 생략기호입
니다.

▶저령탕(猪苓湯)

▷구성식(構成式)
A Glu Ho Poly Talcu

A[택사(澤瀉)], Glu[아교(阿膠)], Ho[복령(茯苓)], Poly[저
령(猪苓)], Talcu[활석(滑石)]

▷구조식(構造式)

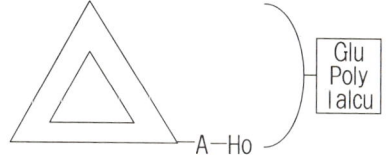

▷기본목표 [유취방광의(類聚方廣義)—제166번]
○심중계이번(心中悸而煩) 부득면자(不得眠者)

[심중계(心中悸)하고, 번(煩)하며, 잠을 잘 이룰 수 없는
자(者)]

▷용량

A	Glu	Ho	Poly	Talcu
1	1	1	1	1

▷ 탕(湯)의 생약구성과 기본성격

○제1류약은 전혀 없습니다. 제2류약은 A와 Ho의 화방제 (和方劑)이고, 제3류약은 Glu와 Poly, Talcu의 화방제(和方劑) 입니다.

〈Zinsic(一)〉(A)의 배합으로, 기본 8탕의 분류에서는 약음화 방탕(弱陰和方湯)(NK-2)에 속하게 됩니다.

중등도(中等度)의 화방(和方)작용[반발한(反發汗)·반설사 (反泄瀉)·반구토(反嘔吐) 작용]을 갖는 음화방탕(陰和方湯) 입니다. 제1류약은 없습니다만, 제2류약에 화방제(和方劑)인 A, Ho가 포함되어 있어, 기본적으로 혈관내 수분 감소의 개선작용 을 가지고, 설사와 구토, 해(咳), 「갈(渴)」, 정신불안, 불면 등의 개선작용을 갖는 Glu와 설사와 구토, 「갈(渴)」과 「심번(心煩)」, 「부득면(不得眠)」을 개선하는 Poly와 Talcu가 포함되어 있습 니다.

이 탕(湯)은 체력이 약간 감퇴한 상태에서 체내수분의 가벼 운 결핍상태가 있고 설사하고 또는 해(咳)하고, 구(嘔)하거나 해서 갈(渴)이 생기고, 심할 때에는 정신불안(精神不安)과 불 면상태(不眠狀態) 등을 초래하는 경우가 적응이 됩니다.

▷ 응용

1. 급성·만성의 장(腸)카타르 등에서 수양성(水樣性)의 설 사가 계속되고 갈(渴) 및 정신불안과 불면이 생기는 상 태.

2. 요의빈삭(尿意頻數)과 배뇨통(排尿痛)이 있는 여러 가지 병태, 예를 들면 급성·만성의 방광염(膀胱炎)과 요도염 (尿道炎).

3. 혈뇨(血尿)와 배뇨통(排尿痛)이 있는 여러 가지 병태, 예 를 들면 요도결석, 방광결석, 요관결석(尿管結石) 등.

▷비고

1. 이 탕(湯)은 매우 많이 사용되고 있는 것 같습니다. 단, 대부분의 보고예는 비뇨기계(泌尿器系)의 질환에 대한 것입니다.

2. A는 Alisma plantago[택사(澤瀉)]의 생략기호이고, Poly 는 Polyporus umbellatus[저령(猪苓)], Talcu는 Talcum[활석 (滑石)]의 생략기호입니다.

▶황련아교탕(黃連阿膠湯)

▷구성식(構成式)

Cop Glu Pa Scu Vite

Cop[황련(黃連)], Glu[아교(阿膠)], Pa[작약(芍藥)], Scu [황금(黃芩)], Vite[난황(卵黃)]

▷구조식(構造式)

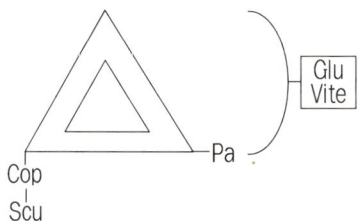

▷기본목표 [유취방광의(類聚方廣義)—제166번]

○심중계이번(心中悸而煩) 부득면자(不得眠者)

[심중계(心中悸)하고, 번(煩)하여, 잠을 잘 이룰 수 없는 자(者)]

▷ **용량**

Cop	Glu	Pa	Scu	Vite
4	3	2	2	1개(箇)

▷ **탕(湯)의 생약구성과 기본성격**

○제1류약은 전혀 없습니다. 제2류약은 Cop와 Scu의 하방제 (下方劑)와 Pa의 화방제(和方劑)이고, 제3류약은 Glu와 Vite 의 화방제(和方劑)입니다.

〈Zinsic(一)〉(Scu)의 배합이므로, 기본 8탕의 분류에서는 약 음화방탕(弱陰和方湯)(NK-2)에 속하게 됩니다.

중등도(中等度)의 화방(和方)작용[반발한(反發汗)·반설사 (反泄瀉)·반구토(反嘔吐) 작용]을 갖는 음화방탕(陰和方湯) 입니다. 제 1류약은 없습니다만, 제2류약에 위장관(胃腸管)에 서 수분의 배출을 억제하는 Scu와, 화방제(和方劑)인 Pa가 포 함되어 있고, 거기에 「심번(心煩)」과 불면 및 정신적인 흥분상 태 등을 개선하는 Cop와, 기본적으로 혈관내 수분감소의 개선 작용을 가지고 설사와 구토, 해(咳), 「갈(渴)」, 정신불안, 불면 등의 개선작용을 갖는 Glu가 포함되어 있습니다.

이 탕(湯)은 체력이 약간 감퇴한 상태이고, 체내수분의 가벼 운 결핍상태가 있고, 정신불안과 불면 등의 증상이 있는 경우 가 적응으로 됩니다.

▷ **응용**

1. 설사와 출혈이 있은 후 체내수분이 결핍되고 정신불안과 불면이 심해진 상태.

2. 각종 피부병으로 소양(搔痒)이 심하여, 밤에도 안면(安 眠)에 방해받을 정도의 상태인 것.

3. 기타 여러 가지 원인으로, 고도(高度)의 정신불안과 불면 이 생겼을 경우에 이 탕(湯)의 적응 가능성이 있습니다.

▷비고

1. 이 탕(湯)은 그다지 많이 사용되고 있는 것은 아닌 것 같습니다. 피부병에 관한 증례보고가 드문드문 보입니다.

2. Glu는 Glutinum[아교(阿膠)]의 생략기호이고, Vite는 Vitellus[난황(卵黃)]의 생략기호입니다.

▶마황부자세신탕(麻黃附子細辛湯)*

▷구성식(構成式)

Aco Asa Ephe

Aco[부자(附子)], Asa[세신(細辛)], Ephe[마황(麻黃)]

▷구조식(構造式)

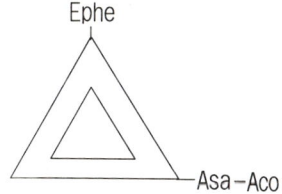

▷기본목표 [유취방광의(類聚方廣義)—제59번]

○마황부자감초탕증(麻黃附子甘草湯証) 이불급박(而不急迫) 유담음지변자(有痰飲之變者)

[마황부자감초탕증(麻黃附子甘草湯証)에서, 급박(急迫)하지 않고 담음(痰飲)의 변(變)이 있는 자(者)]

▷용량

Aco   Asa   Ephe

1   2   2

▶계작지모탕(桂芍知母湯)*

▷구성식(構成式)

Aco Ane Atra Ci Ephe La Pa Si Zin

Aco[부자(附子)], Ane[지모(知母)], Atra[백출(白朮)], Ci[계지(桂枝)], Ephe[마황(麻黃)], La[감초(甘草)], Pa[작약(芍藥)], Si[방풍(防風)], Zin[생강(生薑)]

▷구조식(構造式)

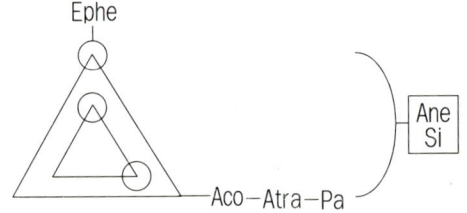

▷기본목표 [유취방광의(類聚方廣義)—제226번]

○이 탕(湯)은 유취방광의(類聚方廣義)의 습유방(拾遺方)에 들어 있는 것이므로, 목표로 되는 말이 없습니다. 원전(原典)인 금궤요략(金匱要略)〈제5〉의 원문(原文)에는,「諸肢節疼痛 身體尪羸 脚腫如脫 頭眩 短氣 溫溫欲吐 桂枝芍藥知母湯主之」로 되어 있습니다.

▷용량

Aco	Ane	Atra	Ci	Ephe	La	Pa	Si	Zin
2	4	5	4	2	2	3	4	5

▶팔미환(八味丸)*

▷구성식(構成式)

A Aco Ci Cornu Di Ho Mo Rehma

A[택사(澤瀉)], Aco[부자(附子)], Ci[계지(桂枝)], Cornu[산수유(山茱萸)], Di[서여(薯蕷)], Ho[복령(茯苓)], Mo[목단피(牧丹皮)], Rehma[지황(地黃)]

▷구조식(構造式)

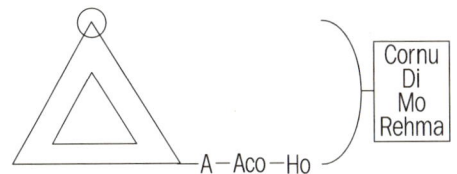

▷기본목표 [유취방광의(類聚方廣義)―제53번]

○제하불인(臍下不仁) 소변불리자(小便不利者)

[제하불인(臍下不仁)하고, 소변(小便)이 불리(不利)한 자(者)]

▷용량

A	Aco	Ci	Cornu	Di	Ho	Mo	Rehma
3	1	1	4	4	3	3	8

▶당귀작약산(當歸芍藥散)*

▷구성식(構成式)

A Atra Cni Ho Li Pa Vi

A[택사(澤瀉)], Atra[백출(白朮)], Cni[천궁(川芎)], Ho[복

령(茯苓)], Li[당귀(當歸)], Pa[작약(芍藥)], Vi[청주(淸酒)]

▷구조식(構造式)

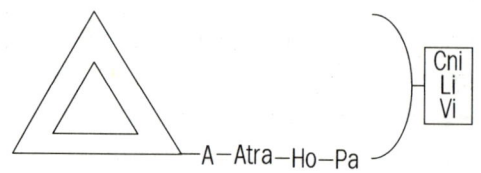

▷기본목표 [유취방광의(類聚方廣義)—제216번]

○이 탕(湯)은 유취방광의(類聚方廣義)의 미시십팔방(未試
十八方)에 들어 있는 것이므로, 목표로 되는 말은 없습니
다. 굳이 이것을 만든다고 하면 [택사탕증(澤瀉湯証)에서
심하계(心下悸)하고, 복중교통(腹中疞痛) 및 혈증(血証)
있는 자(者)]로 볼 수 있을 것입니다.

▷용량

A	Atra	Cni	Ho	Li	Pa	Vi
4	3	3	4	3	6	소량(少量)

▶궁귀교애탕(芎歸膠艾湯)*

▷구성식(構成式)

Atre Cni Glu La Li Pa Rehma Vi

Atre[애엽(艾葉)], Cni[천궁(川芎)], Glu[아교(阿膠)], La
[감초(甘草)], Li[당귀(當歸)], Pa[작약(芍藥)], Rehma[지황
(地黃)], Vi[청주(淸酒)]

▷구조식(構造式)

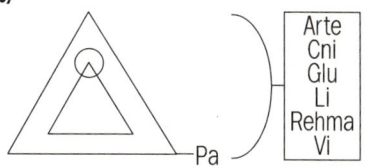

▷기본목표 [유취방광의(類聚方廣義)―제186번]

○누하(漏下) 복중통(腹中痛) 급반토혈하혈자(及反吐血下血者)

[누하(漏下)하고, 복중(腹中)의 통증 및 토혈(吐血) 하혈(下血)하는 자(者)]

▷용량

Atre	Cni	Glu	La	Li	Pa	Rehma	Vi
3	2	3	2	3	4	4	120

▶당귀사역가오수유생강탕(當歸四逆加吳茱萸生薑湯)*

▷구성식(構成式)

Ake Asa Ci Evo La Li Pa Vi Zi Zin

Ake[통초(通草)], Asa[세신(細辛)], Ci[계지(桂枝)], Evo[오수유(吳茱萸)], La[감초(甘草)], Li[당귀(當歸)], Pa[작약(芍藥)], Vi[청주(淸酒)], Zi[대조(大棗)], Zin[생강(生薑)]

▷구조식(構造式)

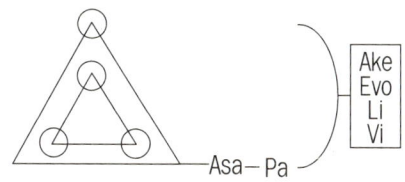

▷기본목표 [유취방광의(類聚方廣義)—제222번]

ㅇ이 탕(湯)은 유취방광의(類聚方廣義)의 습유방(拾遺方)에 들어 있는 것이므로, 목표로 되는 말이 없습니다. 원전(原典)에서는 「수족궐한맥세욕절자(手足厥寒脈細欲絶者) 당귀사역탕주지(當歸四逆湯主之) 약기인내유구한자(若其人內有久寒者) 의당귀사역가오수유생강탕주지(宜當歸四逆加吳茱萸生薑湯主之)」라고 되어 있습니다.

▷용량

Ake	Asa	Ci	Evo	La	Li	Pa	Vi	Zi	Zin
2	3	3	6	2	3	3	240	6.5	8

▶사군자탕(四君子湯)*

▷구성식(構成式)

Atra Gi Ho La Zi Zin

Atra[백출(白朮)], Gi[인삼(人蔘)], Ho[복령(茯苓)], La[감초(甘草)], Zi[대조(大棗)], Zin[생강(生薑)]

▷구조식(構造式)

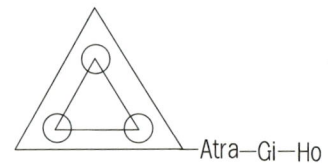

Atra—Gi—Ho

▷기본목표 [야카츠한방처방(矢數漢方處方)·주요(主要)—55번]

ㅇ심하비경(心下痞硬)하고, 계(悸)하고, 소변불리(小便不利)하고, 혹은 구(嘔)하고 혹은 설사 하는 자(者).

▷용량

Atra	Gi	Ho	La	Zi	Zin
4	4	4	2	2	2

▶사물탕(四物湯)*

▷구성식(構成式)

Cni Li Pa Rehma

Cni[천궁(川芎)], Li[당귀(當歸)], Pa[작약(芍藥)], Rehma [지황(地黃)]

▷구조식(構造式)

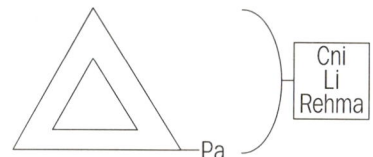

▷기본목표 [야카츠한방처방(矢數漢方處方)·주요(主要)—56번]

○ 혈증(血証), 경수불리(經水不利) 및 제복교통(臍腹疞痛)하 는 자(者).

▷용량

Cni	Li	Pa	Rehma
5	5	5	5

▶십전대보탕(十全大補湯)*

▷구성식(構成式)

Ci La Atra Gi Ho Pa Cni He Li Rehma

Ci[계지(桂枝)], La[감초(甘草)], Atra[백출(白朮)], Gi[인삼(人蔘)], Ho[복령(茯苓)], Pa[작약(芍藥)], Cni[천궁(川芎)] He[황기(黃耆)], Li[당귀(當歸)], Rehma[지황(地黃)]

▷구조식(構造式)

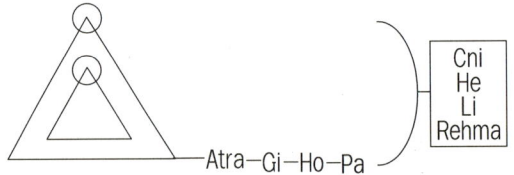

▷기본목표 [야카츠한방처방(矢數漢方處方)·주요(主要)—60번]

　ㅇ황기건중탕(黃耆建中湯)의 증(証)에서 심하비경(心下痞硬)
　　하고, 소변불리(小便不利)하고 혈증(血証)이 있는 자(者).

▷용량

Ci	La	Atra	Gi	Ho	Pa	Cni	He	Li	Rehma
3	2	3	3	3	3	3	3	3	3

▶온청음(溫淸飮)*

▷구성식(構成式)

Cop Ga Pa Scu Cni Li Phe Rehma

Cop[황련(黃連)], Ga[치자(梔子)], Pa[작약(芍藥)], Scu[황

금(黃芩)], Cni[천궁(川芎)], Li[당귀(當歸)], Phe[황백(黃柏)], Rehma[지황(地黃)]

▷구조식(構造式)

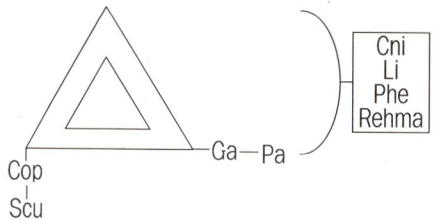

▷기본목표 [야카츠한방처방(矢數漢方處方)·주요(主要)—60번]

○황련해독탕증(黃連解毒湯証)과 사물탕증(四物湯証)이 상합(相合)한 자(者).

▷용량

Cop	Ga	Pa	Scu	Cni	Li	Phe	Rehma
2	2	5	3	5	5	1.5	5

문헌

1. 東洋醫學槪說：長濱善夫. 創元社. 昭和60年.
2. 腹證奇覽：稻葉克文禮, 和久田寅叔. 醫道の日本社. 昭和58年.
3. 傷寒論再發掘：遠田裕政. 東明社. 平成7年.
4. 類聚方廣義重校藥徵：吉益東洞 原著, 尾臺榕堂 校註, 西山英雄 訓譯. 創元社. 昭和57年.
5. 漢方處方解說：矢數道明. 創元社. 昭和60年.
6. 近代漢方入門：遠田裕政. 漢方硏究 9月號. p.29. 平成9年.

마지막에

이 책을 읽어 주신 여러분에게 감사드립니다.

처음 한방을 배우는 사람을 위해 써달라는 요청이었기 때문에 가능한 한 쉽게 쓰려고 노력했습니다만, 얼마만큼 목적을 달성했는지 걱정스럽습니다.

한방은 매우 매력적인 세계이지만, 또한 온갖 도깨비들이 설치는 세계이기도 합니다.

처음 한방을 배우시는 분이, 이 정글에서 길을 잃어버리지 않도록 본서(本書)가 좋은 안내자가 되어 준다면 다행이겠습니다.

이 책의 주요내용은 인터넷의 홈페이지에서도 공개하고 있습니다.

흥미있는 분은 한번 살펴보십시오.

http://www.threeweb.ad.jp/~gomeisa 또는
http://www.med.kindai.ac.jp/toyo2
e-mail로의 질문도 환영합니다.

감사의 말

먼저, 기술(記述)해 두어야 하는 것은 이 책의 이론적인 고찰(考察)은 전면적으로 온다 히로마사(遠田裕政) 교수의 일(문헌6)에 힘입은 바가 큽니다. 이 책의 출판에 관해서도 지도편달과 과분한 추천의 말을 해주셔서 깊이 감사드립니다.

다음으로, 이 책의 출판기회를 부여해 주신 신흥의학출판사의 핫토리 히데오(服部秀夫) 씨와 번잡한 원고를 훌륭한 한 권의 책으로 정리해 주신 와타세 야스히로(渡瀨保弘) 씨에게 감사드립니다.

마지막으로 지금까지 저의 서투른 치료를 기꺼이 받아주신 환자 분들께 감사드리겠습니다. 의사에게 있어서 환자 이상(以上)의 선생님은 없습니다.

특히 한방에 있어서는 더욱더 그렇습니다. 이 책의 증례집에 조금이라도 유익한 부분이 있다면, 그것은 전적으로 환자 분들의 공으로 돌리고 싶습니다.

부록 후세방생약 생략기호표(後世方生藥省略記號表)

Achy	우슬(牛膝)	Foeni	회강(茴薑)
Alpi	양강(良薑)	Genti	용담(龍膽)
Amo	축사(縮砂)	Horde	맥아(麥芽)
Ange	백지(白芷)	Koji	신곡(神麯)
Ara	강활(羌活)	Lappa	우방자(牛蒡子)
	독활(獨活)	Lici	지골피(地骨皮)
Arisa	천남성(天南星)	Litho	자근(紫根)
Aspa	천문동(天門冬)	Loni	인동(忍冬)
Cartha	홍화(紅花)		금은화(金銀花)
Cate	빈랑(檳榔)	Mentha	박하(薄荷)
Chrysan	국화(菊花)	Nelus	연육(蓮肉)
Cica	선퇴(蟬退)	Nepe	형개(荊芥)
Cimi	승마(升麻)	Nupha	천골(川骨)
Clema	위령선(威靈仙)	Peuce	전호(前胡)
Cory	연호색(延胡索)	Planta	차전자(車前子)
Costu	목향(木香)	Po	하수오(何首烏)
Crata	산사자(山査子)	Que	박속(樸樕)
Cype	향부자(香附子)	Rhyncho	조구등(釣鉤藤)
Dona	앵피(櫻皮)	Sappa	소목(蘇木)
Ela	천마(天麻)	Sesas	호마(胡麻)
Euco	두충(杜冲)	Tribu	질리자(疾梨子)
Euge	정향(丁香)	Tenu	원지(遠志)
Eupho	용안육(龍眼肉)		

찾아보기

처방의 새로운 이해

찍은날   2000년 10월 20일
펴낸날   2000년 10월 30일

지은이   아메미야 슈-지
옮긴이   변성희 · 김상찬
펴낸이   손영일

펴낸곳 전파과학사
출판 등록 1956. 7. 23(제10-80호)
120-112 서울 서대문구 연희2동 92-18
전화 02-333-8877 · 8855
팩시밀리 02-334-8092
Website www.chonpakwahaksa.co.kr
E-mail   chonpaks@chollian.net

한국어판 ⓒ 전파과학사 2000 printed in Seoul, Korea

ISBN 89-7044-217-0 93510